Roger HYVERT

La Tuberculose

« Pour la combattre, soyons unis. »

Diagnostic précoce

Traitement rationnel

Prophylaxie générale

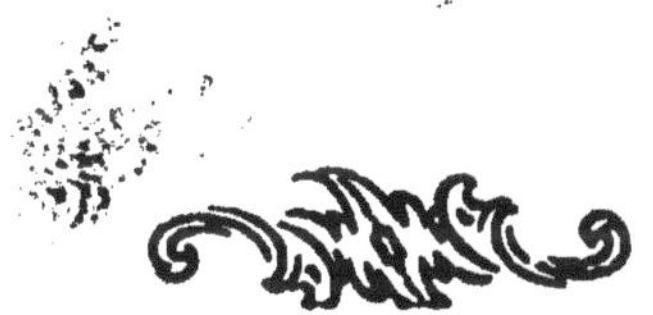

A. MALOINE & FILS, Éditeurs
27, Rue de l'École-de-Médecine, 27.
PARIS 1919

La Tuberculose

Roger HYVERT

La Tuberculose

« Pour la combattre, soyons unis. »

Diagnostic précoce

Traitement rationnel

Prophylaxie générale

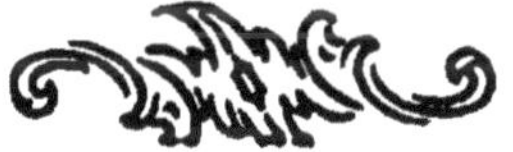

PARIS
A. MALOINE & FILS, Éditeurs
27, Rue de l'École-de-Médecine.

VIENT DE PARAITRE EN 1918

(du même auteur).

Préface

Tous les médecins connaissent, ou devraient connaître, la tuberculose pulmonaire chronique. Or, leurs opinions sont des plus divergentes sur le *diagnostic précoce*, sur le *traitement* rationnel et sur la *prophylaxie générale* de cette maladie.(1)

Nul n'oserait soutenir, sans une certaine ironie, que ces contradictions aient fortement contribué à faire échouer, jusqu'ici, la lutte antituberculeuse en France. Si, à ce point de vue, notre pays est en retard d'au moins quinze ans sur les grandes nations civilisées, il faut en chercher l'explication ailleurs. Nous en connaissons les causes. Il y sera fait allusion dans ce livre. Au moment, où, sous la double impulsion des pouvoirs publics et de nos alliés, nous entrons enfin dans la période des actes, le désaccord médical, s'il persistait, ne serait plus sans inconvénient. L'heure semble venue d'essayer de provoquer l'entente sur les vérités essentielles et très simples qui sont à la base de toute action efficace.

Il suffit pour cela d'admettre sans réserve les 4 ou 5 vérités bien acquises qui ont donné partout d'excellents résultats. Rien

(1) Ce sont les trois principaux chapitres de ce livre et de tout programme antituberculeux complet.

ne sera plus facile ensuite que de grouper les énergies dans une nouvelle union sacrée. Le succès sera fait de la foi de quelques-uns, mais plus encore, ne l'oublions pas, de la collaboration loyale de la majorité. Mais il faut une majorité agissante, résolue, prête à lutter avec un même esprit, avec un même cœur, avec un même idéal. Les convictions rajeunies feront taire l'individualisme agressif. Ainsi, se trouvera réduite aux proportions d'un lot désormais impuissant, la petite minorité d'obstructionnistes, qui masquent par des critiques stériles leur incurable inertie et sont incapables, au fond, de s'élever jusqu'aux idées générales, jusqu'aux œuvres de la haute moralité.

Personne n'a plus le droit de limiter la campagne anti-tuberculeuse à sa petite conception personnelle. Dans l'état actuel de la science, *la tuberculose nous laissera toujours assez d'initiative pour qu'il nous soit permis d'accepter un minimum de discipline nécessaire et de combattre les erreurs susceptibles de nuire à l'intérêt général.* Car aucune maladie n'est plus déconcertante par son évolution capricieuse, par son traitement souvent paradoxal, par sa décevante complexité, au triple point de vue de l'anaphylaxie, de la résistance organique et de l'immunité. Quel vaste champ d'observation et d'activité pour chacun de nous! Non, rien ne s'oppose à ce que nous adoptions une même unité de vues, telle qu'elle est développée dans les premières pages de ce modeste ouvrage.

Je désire en toute sincérité que cette ébauche imparfaite soit reprise par d'autres avec plus d'autorité. Notre cause ne pourra qu'y gagner. Il sera facile de mieux traiter la question; mais nul ne la traitera avec plus de foi. Je me proposais de publier, dans quelques années, un travail de ce genre et qui devait contenir, en outre, les résultats de recherches personnelles. Entraîné à devancer cette publication, je regrette de n'en faire paraître qu'une partie et je m'excuse de donner un manuscrit, qui, pour la plupart des pages, représente un premier brouillon. Peu importe, si cette rédaction est trop hâtive, si j'ajourne l'insertion de planches illustrées dont quelques-unes sont prêtes, s'il n'est pas aisé, avec les moyens que possède un praticien dans notre pays, d'apporter une forte contribution nouvelle, je dispose d'un tirage trop important pour ne pas en profiter dès aujourd'hui; je n'hésiterai pas à dire ce que d'autres n'oseraient pas.

Préparé à ce rôle par les circonstances, je m'engage à ne pas l'esquiver. Depuis l'époque déjà lointaine, où je dirigeais l'un des premiers foyers de l'œuvre Grancher, je ne suis resté étranger à aucun détail des divers problèmes relatifs à la tuberculose. Je passe sur mes études pour rappeler que, avant la guerre, j'avais mené une enquête des plus instructives auprès de nos savants et de plusieurs membres de l'Académie de Médecine. Une brochure que je faisais paraître en 1913 m'avait valu des lettres de chercheurs isolés, criant leur découragement. A mon retour du front, j'ai eu l'occasion de rester quelques mois dans un sanatorium de l'Assistance publique de Paris et, enfin, je dirige un gros service de triage de tuberleux. Avec ces éléments et les notes que possède toute personne qui écrit, je me trouve en mesure de résumer les idées nécessaires, d'emprunter, aux uns et aux autres, ce qu'ils ont de meilleur. Mais nulle considération ne me retiendra pour critiquer s'il y a lieu et en toute indépendance. Ces critiques objectives et sans le moindre intérêt personnel, ne ressemblent en rien à l'obstruction purement négative, que je viens de flétrir. Elles tendent toutes vers le bien commun.

Je m'en voudrais de dater cette préface sans avoir signalé l'aide singulièrement efficace de nos amis d'Amérique. Notre pays leur doit, une fois de plus, sa gratitude profonde et sa plus vive admiration Ils ont fixé sur le ciel de l'avenir les étoiles d'espérance de leur étendard. *Ils ont compris rapidement qu'il fallait, pour la beauté du monde que la France triomphât de ses deux mortels ennemis : l'Allemagne et la tuberculose*. Ils ont donné, sans compter, leur temps, leur cœur et leur argent. Ils savent que la discipline facilite les premières tentatives sincères contre la contagion bacillaire. *Ils stimulent notre zèle, dans un moment où ces préoccupations d'hygiène pouvaient paraître secondaires.* Ils ont provoqué la collaboration féconde des pouvoirs publics et de l'initiative privée.

Ils nous apportent le gros appoint de la belle ardeur d'un peuple jeune qui, sans hésiter, sait agir. Ils nous réprimandent affectueusement comme le méritent des enfants incorrigibles; ils nous disent nos fautes..., gentiment. Il est certain, que nous avons à côté de grandes qualités, des habitudes déplorables d'indifférence. Nous saurons retenir ces conseils d'amis et les grandes leçons de l'heure présente. On ne doit pas se dissimuler que la lutte contre la tuberculose rencontrera dans les réalisations pratiques de nombreux obstacles. De plus, elle sera extrêmement coûteuse; mais que d'économies seraient réalisées par la découverte d'un traitement actif. Guérison et prophylaxie devraient donc être poursuivies d'une manière parallèle.

Nous avons besoin, en France, d'un centre d'études portant exclusivement sur la guérison, d'un laboratoire spécial, subventionné par l'État, enrichi par dons et par souscriptions, largement ouvert aux chercheurs désintéressés, bien organisé pour une expérimentation méthodique et plus complète. Nous en reparlerons au cours du livre.

Pour l'instant, ce qui presse le plus, incontestablement, c'est la stérilisation des foyers contagieux. *On a compris, en pleine guerre, qu'il fallait commencer par l'application rigoureuse des règles anti-bacillaires.* Nous verrons que la tuberculophobie n'aura pas à s'exercer à propos de quelques bacilles non détruits par les mesures prophylactiques et que l'organisme, naturellement résistant, subit en pareil cas une mithridatisation analogue à celle que la tuberculine provoque dans les formes torpides bien choisies.

Les questions sociales seront reprises en temps de paix. A ce moment, le mouvement contre la tuberculose aura assez de vitesse acquise pour vaincre les dernières résistances et sauver notre pays d'un nouveau danger.

Roger HYVERT,

(50, Boulevard Saint-Jacques).

Paris, le 21 août 1918.

———

Unité de vues nécessaire dans la lutte antituberculeuse

La lutte contre la tuberculose n'aboutira à de bons résultats, à des résultats durables, qu'avec la collaboration absolue et à peu près unanime du corps médical. Nous venons de le dire dans la préface. Nous le répéterons volontiers au cours de ce livre.

Quelques principes, scientifiquement établis, à la fois simples et pratiques pour tout le monde, ont, en d'autres pays, fait très fortement baisser les courbes de mortalité et de morbidité tuberculeuses. Et chez nous, les contradictions médicales se développent comme en un milieu de culture idéal. Au moment où le péril tuberculeux augmente, mais où, très heureusement, on s'organise aussi contre lui, *le moindre désaccord médical aurait bientôt des effets désastreux*. On ne doit pas oublier que le danger va prendre des proportions incroyables avec le retour de nos prisonniers d'Allemagne, de nos rapatriés des territoires envahis, avec une population civile qui a subi également toutes les causes de moindre résistance qu'une guerre engendre. Nos confrères non mobilisés en sont déjà effrayés et, dans nos journaux professionnels, ils jettent le cri d'alarme.

Et nos alliés, justement fiers de leur œuvre antituberculeuse, n'allaient-ils pas jusqu'à redouter la contagion pour leurs propres soldats? Or, nous venons d'avoir la satisfaction de leur montrer une armature nouvelle de nos moyens de défense, déjà solide, vite et bien construite. En présence d'un premier essai d'organisation clairement conçue, nous ne pouvons rester indifférents et désunis. Nous avons plusieurs erreurs et quelques vérités à méditer et ce petit livre ne paraît à cette date que pour les résumer. Nous avons à combattre le verbiage des théoriciens pour encourager l'action. Il nous faut des convictions ardentes et des volontés résolues. On n'obtiendrait rien des médecins, qui n'apporteraient aux réglementations nouvelles qu'une obéissance irritée et plus ou moins passive. Le Sous-Secrétaire d'État du Service de Santé, dans sa lettre du 5 février 1918, a fait appel au concours de tous les médecins mobilisés pour dépister la tuberculose dans l'armée. Après la signature de la paix, c'est une collaboration et un programme plus étendus que le pays attend de nous.

Tout d'abord, il convient de sérier les difficultés pour les simplifier. On ne pourra étudier qu'après les hostilités les problèmes sociaux, faire la guerre au taudis, à l'alcoolisme, etc. De même, on pensera peut-être un jour à la mauvaise réglementation du travail des femmes et des enfants, à la déclaration obligatoire de la tuberculose. *Il est, au contraire, très urgent de faire de la bonne prophylaxie générale dans ses données immédiatement réalisables, de s'attacher à dépister les formes incipientes et à guérir le plus grand nombre possible de malades avérés.* (1)

La prophylaxie générale est extrêmement discutée en France. Dans notre profession, il n'y a rien à attendre des médecins, qui nient encore le bacille, visible pour un enfant sur le champ du microscope, bacille qu'on peut cultiver et dont on peut suivre les productions anatomiques au jour le jour. Mais une opinion spécieuse plus répandue, qui entraînerait les conséquences les plus déplorables est la suivante. « A quoi bon se donner tant de mal pour des résultats problématiques. Le bacille n'est-il pas partout? La résistance organique nous préservera autrement mieux que n'importe quelle mesure plus ou moins draconienne » Ce sophisme, chacun de nous doit le combattre. Certes, il est bien exact que la résistance individuelle prévient la tuberculose dans la majorité des cas, mais les 100.000 tuberculeux qui sèment la mort autour d'eux, que nous laissons mourir à leur tour chaque année, n'ont pas récolté le bacille n'importe où. Jeunes, ils ont subi la contagion dans un milieu fortement bacillaire et le bacille ne s'est manifesté à eux qu'un peu plus tard; ils ont méconnu, oublié depuis les relations de cause à effet. Cette ubiquité du bacille n'est pas pour nous effrayer. Le soleil le tue en quelques heures, la lumière diffuse en quelques jours. Des microbes isolés, atténués, ont peu de chance de se développer sur un terrain normal. Là n'est pas le danger; il faut le crier très haut à ceux qui font de la tuberculophobie aiguë. Ce qui est singulièrement plus redoutable, c'est la contagion bacillaire intense et répétée. La stérilisation des foyers de contagion, *c'est-à-dire la destruction systématique des crachats* nous permet de la rendre évitable. Voilà le grand principe pratique, qui éclaire et domine toute bonne prophylaxie Comme corollaires, il y a lieu de dépister en clientèle les formes bacillaires, d'imposer rigoureusement les prescriptions indispensables, *d'éloigner les enfants vraiment trop sensibles aux attaques micro-*

(1) Nous croyons savoir que la déclaration obligatoire, conçue à la fois dans un esprit large et pratique, a bien des chances d'être votée sous peu.

biennes répétées, fussent elles assez discrètes. Aucun médecin n'a plus le droit de se désintéresser également du vieillard pseudo-bronchitique, qui sème autour de lui la mort en jetant ses bacilles dans la chambre commune. Pour toute bronchite, unilatérale surtout, qui traîne en longueur, pour tout anémique avec ou sans micropolyadénite, avec ou sans douleurs thoraciques, avec ou sans fébricule, un examen s'impose, aussi complet que nous le recommanderons plus loin.

Les recherches bactériologiques, en particulier, doivent être multipliées. C'est une habitude nouvelle à vulgariser. Sans prétendre avec Rist et Richet fils, que toute tuberculose active soit bacillifère, en multipliant les examens, on est vraiment surpris du pourcentage élevé de bacillaires, parmi les tuberculeux plus ou moins avérés. 6, 8, 10 examens sont parfois nécessaires. C'est un excellent moyen de diminuer les causes d'erreur, au cas de lésions profondes inaccessibles pour le clinicien le plus averti et de dépister les lésions actives du début. Il est admis, dans l'armée et au sanatorium, qu'on doit exiger, avant toute décision militaire relative aux suspects au moins trois examens directs dont un avec homogénéisation

De même que le dispensaire sera le véritable pivot de la lutte antituberculeuse, de même la recherche systématique des bacillaires constitue le temps le plus important de la prophylaxie générale. On s'attaquera aussitôt après aux foyers contagieux. *Les règles antituberculeuses ne sont pas compliquées; les familles les accepteront très bien, à l'avenir, car elles sont vulgarisées par les œuvres, l'affiche, l'article de presse, les brochures, par nos soldats des hôpitaux sanitaires et leurs familles, par nos triages sanitaires, enfin par toutes les personnes qui se dévouent pour les tuberculeux.* Küss enseigne ces règles aux infirmières visiteuses. *Les voici, dans toute leur simplicité, mais avec leur valeur pratique considérable.* Aucune d'elles n'est critiquable, aucune d'elles n'est contestée dans les grandes nations civilisées qui, en quelques années, ont pu réduire de 50 % le chiffre de leurs décès par tuberculose :

1° Répandre à l'école, au régiment, à l'atelier, dans les établissements publics, le dégoût du crachat, qu'il soit bacillifère ou non. *Obliger à expectorer dans un crachoir* ou, dans quelques cas exceptionnels, dans un mouchoir Utiliser un jeu de deux crachoirs de poche et à domicile, un crachoir fixe, pouvant tous être stérilisés ou bouillis Un crachoir, à la rigueur, s'improvise aisément avec un simple pot à confitures contenant un à deux centimètres d'eau de Javel ;

2° Habituer *tout malade, qui tousse*, le matin surtout, *à mettre un mouchoir devant sa bouche*. Ce mouchoir doit être désinfecté avant d'être mêlé au linge de famille du blanchissage ;

3° *Interdire d'une façon draconienne*, non seulement de cracher par terre, mais de balayer et d'épousseter à sec.

4° *Eviter d'embrasser les enfants*. Avoir le courage de les soustraire au milieu contagionnant et de les confier aux œuvres de préservation antituberculeuse ;

5° Traiter les poussées tuberculeuses par le repos et par quelques heures chaque jour de repos absolu en relâchement musculaire complet à l'abri du vent et du soleil ;

6° *Enseigner la discipline de la toux* et de l'expectoration ;

7° Conseiller au tuberculeux de dormir seul ;

8° *Exiger un couvert personnel* qui sera nettoyé à part.

9° *Fuir les villes* et, à la guérison, se réadapter à la vie rurale.

Ces règles, nous ne craindrons pas de les répéter plusieurs fois dans ce travail.

Il n'est nullement dangereux de vivre avec un tuberculeux, qui les observe rigoureusement. Ni l'haleine, ni même les sueurs ne sont vraiment contagieuses. Détruire les crachats fraîchement émis, prévenir la dessiccation et la formation de poussières bacillifères, voilà ce que tous les médecins peuvent admettre comme un axiome et une nécessité impérieuse. Cette notion si simple mérite d'être répandue partout, à l'école, au régiment, dans les cours d'adultes, dans les journaux, par les œuvres, par les médecins eux-mêmes. Nous arrivons à une question assez délicate, mais qu'il convient de traiter dès maintenant avec la plus grande franchise.

De nombreux bacillaires ont une mentalité ou paraissent avoir une mentalité déplorable à prédominance simplement égoïste ; les médecins des hôpitaux sanitaires s'en plaignent amèrement et nous devons nous attendre, de ce fait, à quelques déceptions. Que ces déceptions suffisent à brider notre zèle, ce ne serait vraiment ni à notre honneur, ni à l'avantage du pays. Nous publions à la fin de ce livre une causerie faite aux soldats du Sanatorium d'Angicourt ; on y remarquera avec quel soin nous nous sommes efforcés de démontrer aux blessés de la tuberculose, l'extrême diffusion de leur maladie ; *il importe qu'ils ne se croient pas considérés commes des parias,* comme des pestiférés. De plus, nous estimons qu'il ne suffit pas de leur parler des intérêts de la collectivité. Cet argument ne convaincra qu'une faible minorité. Nous devons, au contraire, entretenir nos malades des personnes qui leur sont très chères et des dangers de réinfections auxquels ils s'exposent eux-mêmes en se refusant à toute hygiène. Tel père sera sensible à nos conseils si nous lui disons — *tout est dans la manière de le dire* — que ses enfants contracteraient vite, par sa négligence, une méningite, une péritonite tuberculeuses. De même on échoue, on provoque une réaction de sentimentalité familiale, en demandant au malade de dormir seul avec la préoccupation exclusive d'éviter à d'autres les risques de contagion. La cause est gagnée, au contraire, si l'on rappelle qu'un malade n'a jamais trop pour lui-même de tout le cubage de sa chambre, etc.

Sans multiplier ces exemples, *nous devons avoir le courage de reconnaître cet état d'esprit, non pour justifier notre défaite, mais pour y puiser de nouveaux éléments d'action et de succès. Il appartient à notre cœur de faire le reste. J'ai supprimé dans mon service une affiche bleue, qui exaspérait nos soldats. L'œuvre, sans nul doute, bien intentionnée qui l'envoyait à nos formations, n'avait pas tenu compte de cette mentalité française.*

On voit qu'il n'est pas superflu, même pour les détails, de préconiser une certaine unité de vues. Pourquoi serait-ce impossible, puisqu'il ne s'agit, en somme, que d'idées de simple bon sens ? Et quelle autorité exercerions-nous sur des malades aigris, défiants, égoïstes, si Gallien continuait à dire non parce qu'Hippocrate a dit oui. Soyons d'abord de notre temps et acceptons ces principes scientifiques, d'autant plus intéressants que les progrès, ici, ne s'appliquent plus à la guerre, c'est-à-dire à la mort, mais à des efforts humanitaires, c'est-à-dire à la vie. Repoussons encore ces ironistes sceptiques — l'ironie même bien française détruisait plus qu'elle ne construisait avant la guerre — qui proclament la faillite certaine de l'éducation antituberculeuse dans notre pays, parce que le Français est et restera individualiste à l'excès. Tel militaire frondeur aurait jeté son crachoir, dès sa sortie du Sanatorium. C'est possible. Mais cette gaminerie suffirait-elle à nous décourager?! Il le redemandera plus tard son crachoir, notre révolté, et tout de suite en rentrant chez lui, s'il y retrouve un bébé blond et qu'il aime. Il ronchonnait de même au cantonnement, à propos de tout, à propos de rien. Mais le jour de l'assaut n'était-il pas « un peu là »! Il fera son devoir dans son foyer comme il l'a rempli au front. La sollicitude qu'on lui témoignera en ne le considérant plus comme un pestiféré donnera une meilleure prise aux bons conseils. (1)

Le médecin instruit, qui sait parler aux malades et leur impose ses prescriptions, qui ne néglige pas certaine psychothérapie, qui traite chaque poussée tuberculeuse comme il convient, supprimera bien des obstacles, bien des contradictions. Il gagnera du terrain vers la guérison, ainsi que la confiance du malade dont l'esprit de révolte évoluera à son tour. La famille enfin retiendra plus volontiers les règles prophylactiques dictées par l'observation expérimentale et par la propreté élémentaire. L'unité de vues ne présente aucune difficulté, on le voit, pour la prophylaxie générale. L'entente sera aussi facile à propos du diagnostic et du traitement.

Le diagnostic précoce permet d'instituer une prophylaxie et un traitement précoces. Il est impossible décemment de passer en revue les erreurs qui existent encore, à ce sujet, dans notre milieu médical. Certaines affirmations — très absolues d'ailleurs — semblent résulter d'une véritable gageure. Pour quelques-uns, le bacille n'est qu'un microbe saprophyte D'autres disent : « Le bacille n'existe qu'avec des lésions nettes cliniquement perçues, l'examen bactériologique est, par suite, une complication parfaitement inutile. Quant à la radiologie, elle parvient souvent et sans trop d'efforts à nous induire en erreur. D'une semaine à l'autre, le même spécialiste donne des indications opposées. Les données de la clinique et de la radiologie sont remarquablement discordantes. Quant à la pression artérielle, c'est un renseignement sans intérêt, du bluff. » Nous pourrions remplir plusieurs pages avec les énormités entendues. Les auteurs augmentent encore cette incertitude médicale par leurs exagérations, les uns ne voyant que des faux tuberculeux partout, d'autres découvrant de la tuberculose chez tous leurs malades. Le désaccord médical existe donc en matière de diagnostic comme en prophylaxie générale. Il est évidemment injuste de protester contre ceux qui prétendent que dans une certaine mesure, notre éducation médicale est insuffisante en phtisiologie. *Nous ne pouvons savoir ce que nous n'avons pas appris.* Et ceux qui n'ignorent point avec quel sentiment de sympathie M. Léon Bourgeois, un apôtre de la lutte antituberculeuse, nous demande une collaboration plus complète et plus éclairée, ceux-là ne s'insurgent nullement contre une constatation de

(1) Bien plus, il sèmera et tout le premier, la bonne parole entendue dans nos formations sanitaires.

fait. De même ces paroles de Sergent, vertement relevées par certains confrères, ne contiennent certainement aucune idée hostile : « Des vérités, écrit-il, que nous considérons comme des banalités, sont radicalement incomprises, sinon complètement ignorées de nombre de médecins. » Or, nous pouvons et nous devons nous entendre sur ces vérités essentielles. Nous décrivons dans ce livre les divers procédés de diagnostic. Aucun de ces procédés, employé seul, n'est suffisant, de même qu'aucun symptôme observé dans la tuberculose n'est pathognomonique. Un examen complet de tuberculeux exige une mise en observation préalable. Nous n'avons pas le droit de prendre une décision sur « le siège et après un simple coup d'oreille ». Dans une première séance on note les antécédents, histoire de la maladie, le pouls, la température, le poids, les différentes mensurations. Ensuite on fait pratiquer les examens bactériologique, radiologique, et, s'il y a lieu, oto-rhinolaryngologique. On exige une marche d'épreuve. Les urines sont analysées, la pression artérielle est prise, une feuille de température est établie. Les caractères de l'expectoration sont soigneusement notés. Cet ensemble de moyens d'investigation facilite beaucoup le diagnostic et lui donne toute sa valeur. Il est certain que chaque procédé ne présente pas un même intérêt diagnostique ; ses indications, toutefois, ne sont jamais superflues. L'examen microscopique, s'il y a des bacilles, signe le diagnostic, affirme la contagion possible La radiologie découvre des lésions passées inaperçues en clinique ; elle précise leur siège, leur étendue, leur évolution. Il faut, et cela suffit, interpréter ses renseignements. C'est ainsi qu'un sommet voilé et qui reste voilé après la toux pose un triple problème : est-ce une sclérose ? Est-ce une pleurite du sommet ? Est-ce une tuberculose vraie ? La clinique et les autres données de l'observation médicale nous permettent de répondre. La marche d'épreuve n'est pas sans importance chez les suspects. La pression artérielle confirme soit une lésion tuberculeuse, soit une transformation fibreuse, etc. *Avec cet ensemble de moyens nouveaux le diagnostic devient singulièrement et plus facile et plus sûr.*

Tout le monde est d'avis que le tuberculeux doit savoir qu'il est tuberculeux. On ne peut lui demander son obéissance patiente, sa volonté de guérir que s'il est dûment averti Mais le médecin, il y a quelques années, était en droit d'hésiter avant de prononcer la terrible sentence ! .. Avec nos procédés d'investigation actuels, notre conscience est plus tranquille et notre verdict est plus ferme. On est pourtant, à ce sujet, plus présomptueux qu'il y a 20 ans La tuberculose ne commençait alors pour le clinicien qu'avec l'apparition de bruits adventices bien nets à l'auscultation. Il est incontestable qu'elle peut être dépistée beaucoup plus tôt. Les modifications de densité, qui accompagnent les réactions de défense contre le bacille, sont cliniquement perceptibles. Ces signes initiaux, considérés seuls, ne sont nullement caractéristiques. Les trois étapes de Grancher à ce point de vue méritent d'être discutées. Chez un sujet, en milieu suspect, ayant maigri ou étant anémique, qui présente de la micropolyadénite, nous entendons à l'auscultation une inspiration rude ou même très diminuée d'un seul côté ; une marche d'épreuve est positive, il existe un peu d'asthénie et de subfébricité, ce malade est certainement tuberculeux Bien entendu on ne saurait lui appliquer les règles antibacillaires, mais le traitement devra porter sur la résistance organique; on s'attachera à fortifier le terrain, on préservera le préphtisique des contagions nouvelles possibles. Car tout médecin sait désormais que la tuberculose a rarement une évolution régulière, mais procède plutôt par infections successives affirmées par des foyers distincts et d'âges différents, sans parler des réactivations de foyers.

Le diagnostic de la tuberculose évolutive et des formes anatomiques sera étudié dans le texte. Rappelons simplement, avec les notions classiques bien connues, l'importance de *toutes les phases de l'examen clinique :* inspection (déformations, atrophies, amplitude respiratoire, etc.), palpation (vibrations, ganglions), percussion (sensibilité et douleurs, résistance au doigt, obscurité ou tympanisme), auscultation en deux temps (on examine d'abord les modifications respiratoires et dans un second temps, on recherche au stéthoscope, point par point, les bruits adventices pleuraux et pulmonaires), symptômes généraux (amaigrissement, anémie, asthénie. fièvre), symptômes fonctionnels (toux, expectoration, dyspnée, tachycardie, douleurs thoraciques spontanées, hémoptysies, etc.). Les bruits scissuraux et les pleurites du sommet et des bases doivent être plus soigneusement recherchés qu'on ne le fait d'ordinaire, etc.

Dans l'étude de la respiration, on attache la plus grande importance aux qualités de son de l'inspiration : ne pas oublier non plus qu'une respiration soufflante n'indique jamais la suractivité pulmonaire, mais au contraire une respiration bronchique, avec un fonctionnement des alvéoles qui se fait très mal en pareil cas. Cette remarque banale s'applique à une fréquente erreur.

Enfin, chez les tuberculeux avérés, il ne faut pas négliger l'évaluation fréquente, approximative de l'étendue lésionale, de l'âge et du caractère évolutif ou non de chaque lésion. Quand deux médecins sont en contradiction à propos d'un examen stéthoscopique, dans un diagnostic précoce, l'un prend pour de la rudesse inspiratoire du côté gauche ce qui est une activité respiratoire de compensation, l'autre nôte une diminution du murmure vésiculaire à gauche, oubliant que ce côté respire normalement moins fort que le côté droit. Les contradictions ne sont pas rares non plus à propos de cas avancés ; on peut trouver chez le même malade, de l'induration, du ramollissement, une petite caverne, et même de la sclérose. Les zones d'examen sont donc assez variables ; il est bien compréhensible que plusieurs praticiens ne portent pas la même attention sur chaque zone. En l'espèce, les divergences ne peuvent avoir aucun résultat grave dans la campagne antituberculeuse et il suffit de penser à ces causes d'erreurs pour les éviter. Les erreurs et les vérités relatives au traitement nous retiendrons moins longtemps encore.

Si les malades sont prévenus du diagnostic, s'ils savent que la tuberculose est curable, le traitement rationnel institué de bonne heure et bien conduit, peut encore guérir 70 °/₀ des cas. Ce traitement n'est jamais commencé trop tôt, il n'est jamais trop énergique, il est toujours trop exclusif. Dans une maladie de longue durée, à marche essentiellement variable, il exige de la part du médecin : science, autorité et ténacité ; de la part du malade : volonté, patience et obéissance. Cet aphorisme reste vrai : « Il faut vouloir guérir et le vouloir longtemps. »

On ne doit pas renoncer au traitement parce qu'on est appelé trop tard. C'est précisément dans les cas sérieux — sans parler des devoirs de prophylaxie — que l'intervention thérapeutique doit se montrer éclairée, prudente, doucement active.

En attendant la découverte d'un médicament spécifique, les médications exclusives sont les plus dangereuses. Aucune formule, aucun traitement spécial ne convient à tous les tuberculeux. Les contradictions à ce sujet proviennent surtout de la confusion qu'on laisse s'établir entre plusieurs états entièrement différents. Il va de soi qu'au début il s'agit simplement d'accroître la résistance organique ; à la période ultime, au contraire, c'est l'infection qu'il faut combattre. Une poussée évolutive ne se traite pas comme une période torpide. En expérimentation, on devrait toujours spécifier à quelle catégorie exacte de malades s'appliquent les essais. Il existe des malades, qui font au poumon de véritables tuberculoses locales sans aucun retentissement appréciable sur l'organisme. On ne conçoit guère, en dehors d'un traitement spécifique, quel agent médicamenteux pourrait agir à la fois sur ces localisations tuberculeuses ou sur une intoxication tuberculeuse générale plus ou moins profonde. Or, chez un même individu ces deux phases alternent assez souvent. Si l'on joint à cela la longue durée de certaines poussées et leur évolution favorable possible, on comprend sans peine les fautes du traitement et les illusions fréquentes de ceux qui expérimentent des produits nouveaux. Les qualités du médecin ont de quoi s'exercer, on en conviendra, puisque chaque cas est certainement justiciable de prescriptions spéciales. Nous ne pouvons résumer ici le traitement rationnel. *Nous rappellerons simplement que la cure hygiénique* — d'air, de repos et d'alimentation — *n'est qu'un leurre, si elle ne s'inspire pas des règles sévères du sanatorium.* Il serait à souhaiter qu'au moins pendant 2 ou 3 mois, chaque tuberculeux pût passer au « sana » pour y subir, sous une discipline volontairement consentie, l'éducation hygiénique et antituberculeuse.

Pendant la guerre, la discipline militaire a favorisé le premier effort sérieux de ce genre. On connait le cycle parcouru par le militaire tuberculeux. Nous voudrions pouvoir le montrer dans l'hôpital sanitaire bien compris, *contractant de bonnes habitudes, s'initiant aux cures sanatoriales si différentes de nos prescriptions habituelles.* De l'hôpital sanitaire, il passe dans une station sanitaire, qui relève du Ministère de l'Intérieur. *Ses parents, en venant lui rendre visite, participent peu à peu à son instruction d'hygiène.* Et le jour de la sortie définitive où le médecin réunit dans son cabinet le mari et la femme par exemple, pour les derniers conseils, les trois ou quatre règles prophylactiques essentielles, simplifiées à dessein, sont souvent réclamées et toujours accueillies par les intéressés avec la plus chaude reconnaissance.

Après la station sanitaire, notre malade rentre chez lui, réformé avec ou sans pension. En cette période de vie chère, celui qui ne travaille pas, voit disparaître très vite ses allocations et ses ressources personnelles : l'administration n'abandonne pas le réformé. Dans chaque préfecture, un Comité départemental fait tout le nécessaire, alloue des secours supplémentaires sans formalités désespérantes, distribue des aliments, vêtements, crachoirs, médicaments, etc. Les infirmières visiteuses ont là un rôle intéressant. Kuss publie dans le *Bulletin médical*, fin 1917 et premiers mois 1918, une série de leçons pour ces infirmières. Follet, de Rennes, a écrit un petit opuscule pour les moniteurs d'hygiène.

Cette organisation, créée en pleine guerre et admirable à ce titre doit être définitive. La plupart des hôpitaux et stations sanitaires deviendront des sanatoria. Les dispensaires seront multipliés et ces divers organes seront reliés entre eux par les médecins, les infirmiers, etc., et le dispensaire sera lui-même en liaison avec le domicile des malades. Plusieurs auteurs, Bezançon, Léon Bernard, Brisac, Sieur, ont mis en lumière l'organisation actuelle et celle de l'aprés-guerre, puisque la transition est d'ores et déjà préparée (V. *Bibliographie et texte*).

Le programme social réclamera de nous une nouvelle contribution. On ne verra plus, à la grande stupéfaction de nos alliés britanniques, des médecins députés refuser leur vote aux propositions antialcooliques. Le travail des femmes et des enfants sera réglementé, les taudis et les maisons maudites seront rasés. Mais ces questions sociales sont extrêmement complexes, extrêmement coûteuses. Nous insistons pour qu'on ne continue pas à confondre chacune d'elles avec la campagne antituberculeuse tout entière et qu'on les série suivant leur importance, suivant leur réalisation plus facile. Il est certain que le capital humain ne peut être racheté que par le capital espèce, suivant des expressions souvent repétées, et d'ailleurs inélégantes. Des pensées bien plus élevées s'imposent à nos esprits. Nous restons, en effet, solidaires les uns des autres en matière de tuberculose. Tous les concours scientifiques, moraux et financiers doivent se fondre dans une grande mutualité générale. Les demi-mesures, les fractions de demi-mesures, seraient illusoires et bien plus onéreuses encore. Parlementaires, municipalités, public, tous, nous avons un rôle à jouer au service de l'intérêt commun.

Quant à nous, médecins, nous n'entendons renoncer ni à notre initiative, ni à notre indépendance. Mais *au nom d'une liberté intelligente et respectueuse des droits de la collectivité, nous adopterons la même unité de vue pour donner au pays notre concours spontané et absolu.*

La Tuberculose pulmonaire chronique

Dès 1843, Louis, un précurseur de la lutte antituberculeuse, s'exprimait ainsi : « Il ne faudrait rien moins que les efforts réunis d'un grand nombre de médecins, placés dans des circonstances différentes, de ceux qui ne sont pas attachés à quelque grand établissement public, de ceux qui en sont chargés, des médecins de l'armée de terre et de mer, en un mot, il faudrait une véritable « croisade » et l'expression n'a rien d'exagéré, car il s'agit du plus cruel ennemi du genre humain et de trouver les moyens de le combattre avec succès. »

Dans le pays de Villemin, les premiers efforts — véritablement organisés — contre la tuberculose, ne datent que de 1916. Il était temps d'agir. En 1918, des praticiens non mobilisés, jettent à nouveau le cri d'alarme. Nos groupements médicaux mettent la question à l'ordre du jour de leurs réunions. Nous nous proposons, à notre tour, d'examiner ici les mesures les plus pratiques et les plus urgentes.

Nous disposons désormais d'un ensemble de moyens de diagnostic que ne possédaient pas nos prédécesseurs ; il devient aisé pour chacun de nous de dépister les formes incipientes. L'enseignement du sanatorium nous fixe des règles précises. La prophylaxie générale qui comprend toute l'hygiène sociale et soulève les questions les plus complexes, peut être simplifiée. Nous verrons que, pour aller au plus pressé, il convient de sérier ces questions et de les reporter, pour ainsi dire, sur une échelle de proportion. D'une étude d'ensemble de la tuberculose, même très résumée, nous verrons aussi qu'on peut déduire en toute logique, les données immédiatement réalisables pour préserver l'individu et la collectivité.

Nous adopterons le plan suivant dans cette étude :

Chapitre I :
- Historique.
- Anatomie pathologique
- Etiologie et Bactériologie pratique.
- Les éléments du diagnostic.
- Evolution.
- Pronostic.

Chapitre II : Le diagnostic précoce, le diagnostic de la poussée évolutive et des formes cliniques.

Chapitre III : Le traitement rationnel. Les recherches scientifiques.

Chapitre IV : La lutte antituberculeuse pendant et après la guerre.

Les principaux chapitres porteront sur les formes classiques et le diagnostic sur le traitement rationnel et sur la lutte antituberculeuse proprement dite.

Historique — Φθισις veut dire dessèchement. φυμα désigne un dépôt purulent (phymatose). Chez les Grecs la phtisie semble correspondre à la tuberculose pulmonaire chronique. C'est une variété du tabes des Latins, les autres variétés désignent l'atrophie et la cachexie Hippocrate insistait sur la notion d'hérédité; il connaissait aussi la phtisie dorsale, néphrétique et ischiatique, etc., mais la phtisie lui apparaissait comme la terminaison d'affections pleuro-pulmonaires, d'ailleurs mal distinguées. Celse esquisse un essai de traitement. Arétée (Ier siècle après Jésus-Christ) et Galien nous donnent la première description intéressante. Sylvius parle du tubercule. Morton rapproche la scrofule et la phtisie. Morgagni, Stark et Reid localisent le tubercule dans le poumon. Baillie le caractérise.

Les notions anatomiques se précisent avec Bayle. Il fait une description saisissante des tubercules miliaires. *Laënnec, en 1819*, a décrit le tubercule cru, le tubercule miliaire, les granulations tuberculeuses, le tubercule enkysté, et, dans les formes non localisées, l'infiltration tuberculeuse gélatiniforme (grise et jaune). Les travaux de Laënnec, sans parler de l'auscultation, sont considérables. S'il a méconnu la contagion, on peut dire que l'anatomie pathologique de la phtisie est entièrement son œuvre. Reinhardt, Empis et Virchow ont combattu sa théorie uniciste.

En 1865, Villemin prouve l'inoculabilité de la tuberculose. C'est à ce grand français que, bien avant la découverte du bacille, nous devons les idées contagionnistes les plus précises : « L'observation démontre, écrivait-il, que les germes morbides ont une force de résistance, au moyen de laquelle ils survivent un certain temps après leur sortie de l'organisme et que la dessiccation des produits, où ils sont renfermés, ne leur enlève pas leur activité spéciale. Le tubercule et les matières de l'expectoration des phtisiques se comportent comme les substances virulentes; ils reproduisent la tuberculose, par l'inoculation et par l'absorption dans les voies naturelles, respiratoire et digestive. *Les crachats, rejetés depuis plusieurs jours et desséchés, ne perdent pas cette propriété.* Tout porte à croire que *la transmission habituelle ne s'opère pas par des produits liquides.* Elle se fait beaucoup plus fréquemment par l'intermédiaire des particules desséchées et réduites en poussières ou en fragments assez petits pour être soulevés par les mouvements de l'atmosphère. » Villemin, par des expériences précises et des vues géniales, tout en faisant la part de la prédisposition et du terrain, affirmait en même temps que la phtisie peut apparaître chez les individus les plus robustes, si l'intensité de la cause déterminante est suffisante. Ces vérités ont été reprises de nos jours et la découverte du bacille n'a pu que les confirmer. Le bacille tuberculeux fut découvert par Koch en 1882. *Depuis cette époque les contagionnistes ont parfois exagéré et ils ont méconnu assez souvent les différences qui existent entre les résistances organiques des individus. L'histoire des tuberculoses latentes, où la maladie semble être simplement locale, démontre l'importance toujours vraie et toujours prédominante du terrain :* il ne s'agit ici que de tuberculose pulmonaire chronique, car les tuberculoses aiguës, assez rares d'ailleurs, peuvent se déclarer chez l'homme ou chez l'animal non prédisposés, si, encore une fois, la contagion se manifeste avec toute l'intensité voulue.

En tuberculose animale, c'est en 1811 que Laënnec a fait les premières études d'anatomie pathologique. En 1831, l'analogie de la pommelière des vaches et de la phtisie est établie. La tuberculose frappe surtout le bœuf. Elle est assez fréquente sur le chien, le chat, plus chez le porc, bien plus encore chez les oiseaux de basse-cour. Le cheval, la chèvre, le mouton sont assez peu tuberculisables. La médecine vétérinaire admet des foyers de contagion. (On a coutume de citer la Beauce). C'est une simple adaptation au milieu vivant qui produira les différentes variétés de bacilles : bovin, aviaire, etc. Il est admis que l'hérédité animale de la tuberculose se traduit par une diminution de résistance à l'action du germe tuberculeux. Quelques savants estiment qu'une médication antituberculeuse active chez l'animal, ne l'est pas nécessairement chez l'homme. Il est certain qu'il existe une immunité relative, créée dans l'espèce humaine par des atteintes légères mais fréquentes et cela grâce à l'extrême diffusion du bacille et au manque d'hygiène. L'anaphylaxie tuberculeuse humaine, et des considérations, qui n'existent pas pour l'animal, sont les deux causes scientifiques qui gênent le plus les expérimentateurs.

Anatomie pathologique. — Que les bacilles pénètrent dans l'organisme par des contagions répétées et suffisamment intenses, ou qu'ils proviennent des foyers ganglionnaires ou médiastinaux anciens dans la tuberculose latente, remontant à l'enfance, ils peuvent arriver au poumon par voie lymphatique ou sanguine. Ils déterminent le plus souvent des lésions anatomiques, merveilleusement décrites par Laënnec. Ce sont le tubercule cru, le tubercule miliaire, la granulation tuberculeuse, le tubercule enkysté et l'infiltration tuberculeuse grise et jaune. Dans le premier atlas, en couleurs, de la tuberculose de Letulle, très bien présenté par notre éditeur M. Maloine, l'anatomie pathologique nous offre un nouvel intérêt, grâce à la reproduction photographique et à l'aide de plaques autochromes. Mais ce que nous avait appris Laënnec n'a subi, même après l'épreuve du temps, que de très légères corrections de détail. Nous savons que le tubercule miliaire caractérise la tuberculose chronique comme la granulation, grise et translucide si elle est jeune, jaunâtre si elle est ancienne, caractérise la tuberculose aiguë. Le follicule primitif est l'élément-type, pour le tubercule et la granulation, qui ne sont qu'un agrégat de follicules. Bayle, un peu avant Laënnec, avait défini ainsi les tubercules miliaires : « Ils sont formés par une substance homogène, toujours opaque, de couleur blanche, ou d'un blanc sale, tantôt jaunâtre, tantôt gris. Les uns sont seulement contigus au poumon et enveloppés d'une membrane bien distincte, les autres adhèrent au tissu pulmonaire par continuité de substance. Leur volume varie d'un grain de millet à une châtaigne. » Dans la forme chronique, les bacilles arrivent par voie lymphatique dans le tissu interstitiel interalvéolaire ; ils déterminent des thromboses vasculaires et des réactions cellulaires dans les tissus endothélial, conjonctif et les cellules de revêtement des alvéoles. Borrel a pu suivre le développement du follicule tuberculeux, qu'il a vu se constituer en quelques jours. Il a observé successivement l'afflux des leucocytes polynucléaires, qui englobent les bacilles, et leur dégénérescence rapide et complète. Les grands mononucléaires entourent aussi les bacilles et forment, au centre, les cellules géantes. Tout autour se développe une première couronne de cellules épithélioïdes et, à la périphérie, une seconde couronne de cellules embryonnaires. Les cellules géantes et épithélioïdes n'interviendraient pas dans le processus de guérison, ce rôle appartenant seulement aux lymphocytes non détruits.

L'histogénèse du follicule est discutée : on admet la théorie phagocytaire de Metchnikoff ; le follicule se développe aux dépens des cellules exsudées des vaisseaux. D'après Borrel, Baumgarten, Straus, Cornil, le follicule serait le résultat d'une prolifération des cellules fixes, du tissu conjonctif et des cellules épithéliales.

Ce qu'il importe de retenir, c'est le rôle de la vascularité dans la destruction alvéolaire et la prédominance des bacilles au centre du follicule. Les toxines portent, d'ailleurs, leur action destructive sur la partie centrale ; le tubercule s'accroît par la réaction à la périphérie et les transformations cicatricielles ou fibreuses sont également périphériques. De volume très variable, il varie de la grosseur d'un pois à celle d'une noisette, il peut devenir acineux, lobulaire et multilobulaire.

Les vaisseaux s'oblitérant par endartérite et capillarite, l'infiltration et la caséification se produisent. Les cellules géantes et épithélioïdes subissent la dégénérescence vitreuse. La matière caséeuse, qui se colore par l'éosine, en rouge brique plus ou moins sale, est une masse jaune opaque, friable, sèche, rappelant l'aspect du fromage ou du marron d'Inde. Le ramollissement, après évacuation dans les bronches, produit les cavernes. Les lois de destruction centrale et de cicatrisation périphérique, qui règlent le développement du follicule ou du tubercule, s'appliquent, également, au ramollissement et aux cavernes. La caverne se guérit donc par formation d'une coque fibreuse à la périphérie. Le nombre et le volume des cavernes est aussi variable que le nombre et le volume des tubercules. Les cavernes contiennent parfois du pus grumeleux, fluide, quelquefois épais, où pullulent divers microbes (saprophytes, proteus, tétragène, fluorescens putidus et bacilles de Koch). On sait que sur les parois des vaisseaux peuvent se former les anévrysmes de Rasmussen, dont la rupture détermine des hémoptysies tardives et redoutables.

On peut trouver, sur une coupe de poumon tuberculeux, des lésions différentes et de tout âge. Laënnec avait signalé des cas où, occupant le sommet, se trouve une caverne avec, au-dessous, des tubercules jaunes et, plus bas encore, des tubercules miliaires crus. La coexistence des granulations et des lésions caséeuses est connue. Les autopsies montrent, très souvent associés, des lésions de 1 à 3 ans et de vieux foyers calcifiés ou caséo-crétacés, le plus souvent dans le médiastin et au niveau du hile. Chez l'enfant, on a pu trouver réunis des granulations, des foyers scléreux, et de l'adénopathie trachéo-bronchique. Cette multiplicité et cette variété possible des lésions nous fait déjà deviner la difficulté du diagnostic en certains cas. Difficulté que le processus de guérison augmente encore. En effet, toutes ces lésions peuvent guérir, même certaines cavernes. Elles guérissent par transformation fibreuse ou scléreuse. Ainsi, dans le follicule, les fibrilles conjonctives et les faisceaux fibreux se substituent aux lymphocytes, avec résorption du centre. Cette guérison serait subordonnée à la présence de cellules rondes ou infiltrées. Autour des éléments anatomiques de guérison se forment parfois de nouveaux foyers évolutifs. On s'explique, sans peine, que des zones de sclérose, alternant avec des formes actives ou même des formes fibreuses d'une mobilisation variable, se traduisent par des signes stéthoscopiques en apparence contradictoires pour des cliniciens différents et à des moments différents. L'interprétation anatomique exacte n'est vraiment simple que s'il y a caséification ou crétification. La guérison par induration mélanique ardoisée, aboutissant à la sclérose, avait été notée par Cruveilhier. La transformation fibreuse n'est pas un mode de guérison définitif; elle peut dépasser le but et se terminer par l'asystolie par dilatation du cœur droit. Les scléroses diffuses, elles-mêmes, restent sujettes à des poussées évolutives. Il est vrai que, pour Baumgarten et d'autres, 75 % des foyers crétacés seraient encore virulents. Malgré tout, la crétification aboutit à la guérison anatomique spontanée. La calcification précoce est une garantie de guérison définitive. Metchnikoff a étudié la gerbille d'Algérie, après inoculation lente de tuberculose ; ce serait la cellule géante, qui, dans sa réaction antituberculeuse, déposerait les sels de chaux et, d'après ce savant, les bacilles dégénèrent assez vite dans les granulations calcaires, qui forment peu à peu des couches concentriques dans le follicule tuberculeux (Cruveilhier). Les principaux poisons tuberculeux seront décrits au paragraphe suivant. Les poisons adipo-cireux d'Auclair en extrait chloroformique provoqueraient, plutôt que la caséification, une gangue fibreuse précoce, une cicatrice d'aspect chéloïdien. L'extrait éthéré provoquerait en moins de quinze jours la dégénérescence fibro-caséeuse, la prolifération des cellules épithéliales et la formation des cellules géantes. Notons que les substances adipo-cireuses ont une action locale.

Le bacille peut produire des lésions folliculaires (Gougerot). Les poisons solubles et diffusibles ont une action générale. Il existe des lésions cardiaques, péribronchiques et gastro-intestinales, des dégénérescences graissenses des scléroses viscérales, sans parler de la tuberculose inflammatoire de Poncet et Leriche, etc.

Dans la tuberculose chronique, les lésions de la plèvre sont la règle. Celle-ci adhère au poumon à l'autopsie. On rencontre, en clinique, depuis les simples pleurites, avec ou sans participation du tissu pulmonaire sous-jacent, jusqu'aux grandes pleuropathies. La tuberculose pleurale se caractérise par ces adhérences, les transsudats, les exsudats et les lésions macroscopiques. Les scléroses métatuberculeuses produisent des lésions mutilantes ou atrophiques (emphysème) et des lésions plastiques ou hypertrophiques (broncho-alvéolite).

Le passage du bacille dans le sang peut déterminer une granulie avec des viscères comme farcis de granulations grises.

La pneumonie caséeuse est une tuberculose aiguë avec infiltration rapide et massive de tout un lobe ou du poumon entier. A la partie moyenne, infiltration gélatiniforme, puis caséification (aspect du Roquefort). Les toxines tuberculeuses (et non les pneumocoques ou les streptocoques) suffisent à expliquer cette forme de tuberculose aiguë.

La broncho-pneumonie caséeuse, ou phtisie galopante, complique assez souvent la tuberculose chronique. Elle évolue en quatre à cinq semaines. On y trouve des noyaux caséeux variables avec association des bacilles à diverses espèces microbiennes.

Toutes ces formes que nous venons de passer rapidement en revue ont été réalisées expérimentalement chez diverses espèces animales.

Bactériologie - Pathogénie Étiologie

Il n'existe pas, en médecine humaine, de maladie, qui fasse intervenir, comme le fait la tuberculose, d'une manière aussi variable et aussi déconcertante, l'agent spécifique, d'une part, et, d'autre part, le terrain. On s'explique ainsi les multiples contradictions, qui, même après Villemin, même après la découverte du bacille, jettent la confusion dans les esprits et obscurcissent la conviction si nécessaire à une bonne prophylaxie générale pratique.

Cependant, pour tout médecin qui connait parfaitement la bactériologie et l'étiologie, aucune hésitation n'est permise. *Toutes les causes qui diminuent la résistance organique doivent être combattues ; tout foyer contagieux intense doit être stérilisé. Ces notions capitales et si simples éclairent et guident toute action antituberculeuse bien comprise.* Sans doute, il subsiste des questions de détail sujettes à discussion, mais elles sont très secondaires. Elles ne modifient en rien les questions principales et nous savons que l'économie se défend fort bien soit en phagocytant les bacilles peu nombreux, soit en favorisant la barrière fibreuse qui arrête l'évolution de la maladie.

Bactériologie. — L'agent spécifique de la tuberculose est le bacille de Koch. C'est un bâtonnet droit, mince, d'une longueur de 2 à 3 μ dans les cultures jeunes, de 4 à 7 μ dans les cultures plus vieilles, et fragmenté par des espaces clairs, lui donnant un aspect moniliforme. Il est acido-résistant. Au soleil, il est tué en quelques heures ; à la lumière diffuse, il meurt en quelques jours. Maintenu desséché et à l'obscurité, il reste très longtemps virulent. A 60° il résiste une heure ; à 80°, 5 minutes ; à 85° il est tué à coup sûr. De là, la nécessité de faire bouillir le lait, pour éviter la contagion, car les vaches sont souvent tuberculeuses. Le bacille est aussi détruit par l'acide phénique, le tricyanure d'or.

Les crachats, en couche mince, restent virulents 10 à 12 jours à la lumière diffuse, 30 à 40 jours s'ils se dessèchent. Tandis que les gouttelettes bacillifères sont inoffensives en peu de jours, les crachats épais permettent la contamination pendant des mois.

On cultive le bacille à la température optima de 37° à 38° sur sang gélosé (Bezançon et Griffon), sur bacillon glycériné ou encore sur : somatose (ou similaire), 5 gr. ; gélose, 20 gr. ; sel, 5 gr ; glycérine, 30 gr. ; eau, 1.000.

Les poisons qu'il sécrète sont multiples. Les poisons diffusibles et les tuberculines ont une action générale et anaphylactisante. Elle se traduit par de l'amaigrissement, de l'asthénie, de l'anorexie. Les poisons adhérents, d'action locale, solubles dans l'éther, le chloroforme, le xylol, favorisent la caséification (éthéro-bacilline) ou la sclérose (chloroformo-bacilline). D'après Auclair, la dégénérescence fibro-caséeuse, la prolifération des cellules épithéliales et la formation des cellules géantes, seraient sous la dépendance des produits adipo-cireux (ou poisons adhérents), dépourvus de pouvoir sur l'économie générale et de propriétés anaphylactisantes. Les extraits éthérés et chloroformiques se préparent en faisant agir l'éther et le chloroforme sur des bacilles tués par la chaleur à 105°. On lave et on déshydrate dans le vide sulfurique. On obtient, en injectant l'extrait éthéré sous la peau du lapin, chien ou cobaye, un abcès caséeux au bout de quinze jours.

Avec l'extrait chloroformique, la caséification est moindre. Il se forme une gangue fibreuse précoce et une néo-formation cicatricielle d'aspect chéloïdien.

L'extrait éthéré, introduit dans le poumon, y détermine en 24-36 heures une alvéolite fibrineuse, puis la dégénérescence vitreuse des leucocytes et des cellules. Au bout de quinze jours il y a caséification.

Dans les mêmes conditions, l'extrait chloroformique produit la sclérose en 3 ou 4 semaines.

L'acide acétique permet d'extraire les toxines protoplasmiques. Même morts, les bacilles sécrètent des poisons, d'action locale, surtout. Dégraissés par les procédés ci-dessus, ils perdent la propriété de se colorer par le Ziehl.

Il faut savoir aussi que la tuberculine, sans effet sur l'organisme sain, produit une action anaphylactique en injection déchainante chez un individu déjà tuberculisé ou sensibilisé soit par des doses très fortes (Tiffeneau et Marie), soit par des injections du bacille vivant.

Il semblerait qu'il y ait un rapport entre l'anaphylaxie, la déviation du complément et la réaction de la précipitine. Les expériences de Widal, Lesourd, Arloing et Vallée sont affirmatives à ce sujet. Enfin, cette anaphylaxie n'est jamais aiguë et elle fait exception à la loi qui n'admet que des substances albuminoïdes comme cause d'anaphylaxie.

Les essais d'immunisation les plus intéressants et les plus récents sont ceux de Calmette et Guérin (avec des cultures de bacilles sur pomme de terre, cuite dans la bile de bœuf glycérinée) et de Vallée (avec des bacilles dégraissés, desséchés, émulsionnés, dans l'eau physiologique et injectée par voie veineuse). Les bovidés ne sont plus tués par les doses de bacilles, qui entraîneraient la mort d'un animal non traité. Le sérum de Vallée, qui dévie le complément, provient de chevaux hypérimmunisés de la même façon.

Les essais de vaccination avec des bacilles de l'orvet, de la tortue, de la chenille, de la mite, de la ruche d'abeilles, sont à citer. Il ne faudrait pas aller trop loin dans cette voie, si l'on ne veut pas être déçu. « J'estime qu'en matière de tuberculose on ne saurait, sans encourir de grandes ¡chances d'erreur, généraliser aux diverses espèces les résultats expérimentaux obtenus avec les bovidés. La vaccination antituberculeuse, selon les divers divers procédés courants, ne se révèle de quelque intérêt qu'autant qu'elle est effectuée à l'aide de bacilles vivants de virulence intégrale ou de type modifié. » (Vallée).

En résumé, il existe comme une esquisse d'immunité voilée par l'anaphylaxie. Ces recherches méritent d'être poursuivies méthodiques et complètes. Pour cela, la création d'un centre d'études bien organisé et utilisant toutes les compétences permettrait peut-être d'arriver à un résultat positif et nous pourrions nous acheminer vers la découverte d'un traitement curatif rapide et spécifique soit par la méthode pastorienne, soit par la chimiothérapie.

La tuberculose peut être affirmée, en dehors de la clinique, par l'examen microscopique et l'inoculation au cobaye. On admet de plus en plus que tout tuberculeux qui crache, crache des bacilles. Pour les cas suspects avec crachats salivaires, le tanin ou l'iodure pendant quatre jours, facilitent l'examen. Nous avons vu que les tubercules crétacés peuvent contenir des bacilles. De plus, au début, l'expectoration bacillaire est assez fréquente. Les examens bactériologiques devront être répétés. Il est parfois nécessaire d'en pratiquer 6, 8 ou 10. Voici un exemple : à l'hôpital d'Angicourt on nous signala un fraudeur. Lorsqu'il était averti, ses crachats contenaient toujours des bacilles. Dans le cas contraire, les examens étaient négatifs. Malgré tout, l'état général suspect et quelques râles congestifs commandaient quelque réserve. On fit cracher le malade dans le cabinet du médecin et il fut surveillé pendant plusieurs heures. Au 7e examen les résultats étaient positifs.

Il faudra donc habituer la clientèle à des recherches bactériologiques multiples. Des laboratoires gratuits devront être mis à la disposition des médecins, pour les indigents. Il est très important de vulgariser cette idée dans le grand public comme en médecine de campagne. Des médecins non mobilisés signalent dans les journaux, au milieu de l'année 1918, l'extension de la tuberculose à la campagne; nous en connaissons les causes. Les examens multiples dans les familles suspectes constituent notre œuvre professionnelle active dans le but d'un traitement précoce, de même que la stérilisation des foyers contaminés constitue, à un certain point de vue, notre œuvre passive mais tout aussi nécessaire. Nous ne devons plus admettre la distinction classique entre les tuberculoses dites fermée et ouverte, la première laissant toutes chances de guérison, la seconde condamnée à une évolution fatale. En réalité, une tuberculose est tantôt ouverte, tantôt fermée. Un petit foyer qui se vide est momentanément ouvert. Dans deux mois, nous aurons une tuberculose fermée.(1) Nous ne devons jamais attendre pour les recherches bactériologiques les grands signes du ramollissement. Certains auteurs (Rist, etc.) affirment même que toute tuberculose active est bacillifère. Il y a quelque vérité dans cette exagération. Nous devons en retenir l'indication pratique de l'examen des crachats, émis spontanément ou provoqués, dans toute tuberculose incipiente. Il suffit d'avoir fait quelques examens pour se rendre compte de la simplicité de ces recherches. En présence du péril tuberculeux actuel, ils ont singulièrement plus d'importance que les analyses d'urine.

Il est inutile de compliquer la technique bactériologique. Une documentation trop scientifique ne peut que nuire aux résultats, tout au moins en clientèle. On arrive à des précisions largement suffisantes en procédant comme suit :

Pour un examen unique, ou pour deux ou trois examens, on adoptera la méthode à chaud :

1° Prélever dans le crachoir, une parcelle muco-purulente du matin; à défaut, faire plusieurs lames avec des crachats même salivaires;

2° Sécher 3 fois à la flamme;

3° Recouvrir la préparation de Ziehl;

(1) On observe la proposition inverse encore plus souvent.

4° Chauffer jusqu'à première émission de vapeurs, rejeter l'excédent de colorant et laver. Reverser du Ziehl une ou deux fois et chauffer de la même façon. On peut encore placer la lamelle dans une capsule contenant du Ziehl et chauffer jusqu'à première émission de vapeur. Laver;

5° Laisser en contact pendant une à deux minutes avec de l'acide azotique au tiers ou mieux avec de l'acide sulfurique au quart. Laver;

6° Décolorer à l'alcool pendant cinq minutes. Laver;

7° Colorer par simple immersion dans le bleu de méthylène. Laver;

8° Sécher à l'air libre ou à une chaleur douce;

9° Examen à l'objectif à immersion dans l'huile de cèdre.

Préparation du Ziehl :

Triturer 1 gramme de fuchsine dans l'alcool; ajouter 5 grammes d'acide phénique, puis 60 grammes d'eau peu à peu. Rincer avec 40 grammes d'eau; ajouter 10 grammes d'alcool. Laisser en contact 24 heures et filtrer.

Formule du bleu de méthylène :

Bleu de méthylène ..	1	gramme.
Acide phénique.....	5	—
Alcool..............	10	cc.
Eau	100	—

Pour des examens plus nombreux, la méthode à froid paraît préférable. La technique, dans l'ensemble, est exactement la même. On met les lames 2 à 2 et dos à dos dans les rainures d'un récipient spécial contenant le Ziehl. Laisser 12 à 18 heures dans le bain.

Il n'est pas sans intérêt de noter le nombre, la variété et la disposition des bacilles sur le champ du microscope. Des buissons bacillaires indiquent une forme grave. Quelques auteurs établissent des rapports entre les moniliformes ou les bacilles longs et la fonte caséeuse.

Gafky a donné une échelle, très employée en phtisiothérapie quoique trop théorique :

Nos 1 = 1 à 4 bacilles dans toute la préparation.
— 2 = 1 bacille sur quelques champs.
— 3 = 1 bacille sur chaque champ.
— 4 = 2 ou 3 bacilles sur chaque champ.
— 5 = 4 à 6 — — —
— 6 = 7 à 12 — — —
— 7 = quantité supérieure à 12.
— 8 = beaucoup.
— 9 = énorme.
— 10 = bouillon de culture.

Le praticien serait déjà bien renseigné avec des indications plus simples. 1 bacille sur 3 champs, quelques bacilles par champ, buissons bacillaires, purée bacillaire

Dans les cas nettement suspects, on estime que deux examens, pratiqués comme ci-dessus, sont indispensables. Il est prudent d'en faire un troisième avec homogénéisation. L'homogénéisation est encore en période de tâtonnements, les procédés actuels ne satisfaisant pas tout le monde. En pratique, la technique de Bezançon et Philibert donne un pourcentage intéressant :

1° Mesurer la quantité de crachats que l'on a à sa disposition dans une éprouvette graduée. Mesurer une quantité d'eau dix fois supérieure. Mettre le crachat et la moitié de l'eau dans une capsule de porcelaine et ajouter autant de gouttes de lessive de soude qu'il y a de centimètres cubes de crachats. Par exemple : crachats, 10 cc.; eau, 50 cc.; lessive de soude, X gouttes;

2° Porter la capsule sur la flamme d'un bec Bunsen et chauffer doucement en agitant constamment. Ajouter petit à petit le reste de 100 cc. d'eau. Chauffer environ 10 minutes;

3° Laisser refroidir l'homogénéisation;

4° Prendre la densité;

5° Si la densité dépasse 1004, ajouter un peu d'alcool à 50° jusqu'à ce que la densité soit retombée à 0,999-1000;

6° Prélever deux ou quatre tubes à centrifuger de l'homogénéisation et centrifuger trois quarts d'heure à une heure dans une turbine ou un centrifugeur électrique;

7° Décanter, étaler le culot sur une lame ou deux (suivant l'abondance) et laisser sécher;

8° Colorer une lame suivant la méthode de Ziehl (Ziehl, 10 minutes; acide nitrique au tiers, 2 minutes; alcool 5 minutes) et une seconde lame par la méthode de Spengler (coloration par le Ziehl et immersion dans l'alcool saturé d'acide picrique).

Si cette méthode fournit des résultats positifs, on étudie avec soin les caractères du bacille observé, pour le différencier rigoureusement des pseudo-bacilles tuberculeux acido-résistants.

La technique précédente, suivie exactement, permet déjà d'éviter l'erreur, car la plupart des bacilles acido-résistants, que l'on peut trouver dans le parenchyme pulmonaire à côté du bacille de Koch, ne sont pas, comme ce dernier, alcoolo-résistants; c'est-à-dire qu'ils se décolorent dans le dernier temps de la réaction.

La recherche des bacilles tuberculeux dans l'urine ne comporte pas d'indications très spéciales. Jousset estime enfin que les bacilles seraient plus répandus qu'on ne croit dans le sang circulant (inoculation au cobaye).

Un examen complet des crachats devrait utiliser les renseignements de la méthode histo-chimique. L'albumino-réaction positive de Roger et Lévy-Valensi indique une poussée évolutive. On recherche l'albumine par les procédés ordinaires, en neutralisant, s'il y a lieu, à la lessive de soude. Les crachats — non hémoptoïques — sont additionnés d'un volume d'eau à peu près égal au leur. Triturer avec une baguette de verre pendant plusieurs minutes. Ajouter quelques gouttes d'acide acétique pour coaguler le mucus. Triturer encore, filtrer au papier Chardin. Coaguler la mucine avec une goutte d'acide acétique; ajouter un ou deux cristaux de sel marin.

L'étude histo-chimique permettrait de préciser la forme clinique et, « pour une forme donnée d'indiquer la période à laquelle celle-ci est arrivée dans son évolution. C'est ainsi qu'au début la présence d'un exsudat séro-albumineux révélerait la poussée aiguë tandis qu'au contraire l'apparition de la caséification se traduirait par des altérations pycnotiques des noyaux et des réseaux. On différenciera de même les formes emphysémato-tuberculeuses dans lesquelles on retrouvera à la fois la formule de la bronchite banale (polynucléaires enserrés dans de fins réseaux) et la signature de l'imprégnation tuberculeuse par l'*aspect poussiéreux des réseaux* et le début de pycnose des noyaux. » (Bezançon et de Jong). Certes, l'histologie des crachats tuberculeux peut fournir au phtisiologue des renseignements précieux. En réalité, elle ne nous apprend presque rien sur les éléments fibrineux qui sont assez rares dans les crachats; elle nous montre dans la tuberculose, à part les cellules bronchiques, pharyngées, alvéolaires banales, des polynucléaires plus ou moins altérés et cet aspect poussiéreux signalé par Bezançon et de Jong. Les noyaux cellulaires auraient plus de valeur pronostique et la polynucléose serait favorable au pronostic.

Les lésions tuberculeuses sont inoculables (mais non en série), et la médecine expérimentale avait devancé la bactériologie, à ce point de vue. L'inoculation au cobaye, couramment employée pour le diagnostic de la cystite tuberculeuse par exemple, est quelquefois nécessaire en phtisiologie. Pratiquée sous la peau, elle détermine un chancre mou en quelques jours; des ganglions inguinaux apparaissent, puis la tuberculose atteint la rate et la généralisation se produit à la fin du second mois. L'injection dans le péritoine provoque une tuberculose d'abord locale, générale ensuite. L'inoculation intraveineuse cause la granulie. C'est la voie adoptée actuellement en expérimentation pour les essais de vaccins ou sérums en vue de l'immunisation, ou plus exactement, dans notre ignorance, qu'il faut reconnaître, en vue d'accroître la résistance organique à des attaques bacillaires provoquées.

Les bacilles des poissons et des animaux à sang froid semblent différents des autres. Sous cette réserve, on admet l'unité bacillaire dans la série animale, malgré Koch.

Les bacilles n'existent pas seulement dans les organes anatomiquement lésés. On les trouve nombreux dans les matières fécales. On peut les rencontrer dans l'urine et le sang. Ils sont extrêmement rares dans les sueurs, et pour ainsi dire inexistants au point de vue contagieux. La viande des animaux tuberculeux est considérée comme comestible, si des ganglions et des lésions extra-pulmonaires n'attestent pas la généralisation. Le lait ne serait surtout dangereux qu'au cas où les mamelles de l'animal seraient tuberculeuses. L'ébullition n'en est pas moins conseillée et elle s'impose pour les enfants. Pour certains, l'infection bacillaire initiale remonterait au régime plus ou moins lacté des enfants du premier et du second âge.

Pathogénie. — Nous avons vu que les bacilles se propageaient par voie lymphatique (tuberculose chronique) et par voie sanguine (tuberculose aiguë et certaines localisations à distance). L'introduction des bacilles dans l'organisme se fait le plus souvent par inhalation, quelquefois par voie digestive (Calmette et Guérin) et exceptionnellement par voie cutanée. J'ai observé, en clientèle, un cas de méningite tuberculeuse, ayant coïncidé avec la disparition des ganglions mésentériques, chez une fillette soumise à des entéroclyses répétées. Il n'est pas douteux que la contagion se produit presque toujours par les voies respiratoires, les ganglions étant intéressés les premiers. Les bacilles partent des ganglions sous l'influence des causes résumées plus loin, et empruntent la voie lympathique le plus souvent pour se localiser sur un organe, poumon surtout, dans l'âge adulte. Les adénopathies médiastines doivent être considérées comme conférant une immunité relative, en vaccinant, en quelque sorte, contre les formes aiguës. Tant que les lésions n'ont pas franchi l'étape ganglionnaire, les moyens de défense organique, joints aux autres conditions favorables de terrain, immobilisent le bacille dans les ganglions. La guérison est ainsi facilitée dans l'espèce humaine, qui, par faute d'hygiène, est plus exposée que les animaux à la contagion.

Dans une thèse de 1916, inspirée par Letulle, Chaussé étudie les modes de contagion de la tuberculose par les crachats desséchés et précise les mesures prophylactiques qui en découlent. Les bacilles isolés qui pénètrent dans l'organisme sont phagocytes. Après 10 jours d'exposition à la lumière diffuse, ils causent des tuberculoses atténuées. S'ils sont assez nombreux, ils provoquent la tuberculose, soit par inhalation de virus frais, soit par les poussières. Les poussières sont d'autant plus dangereuses qu'elles sont agitées constamment (balayage à sec, brossage, toux) Les goutteletles bacillifères pulvérisées et projetées par la toux (environ à 0.80 centimètres) sont surtout redoutables pour les enfants, si sensibles à l'infection tuberculeuse ; d'où le conseil donné au malade de mettre un mouchoir devant la bouche, quand il tousse. Cette thèse de Chaussé, dont l'intérêt réside surtout dans l'expérimentation bien conduite et dans la compétence de l'auteur, ne fait que confirmer ce que ne cessent de répéter tous les médecins spécialisés dans l'étude de la tuberculose. Il est capital de combattre l'obscurité, la dessiccation et la dissémination des crachats.

On connait l'exagération de ceux qui voient des bacilles partout, et nous devons lutter contre la phtisiophobie des individus et des collectivités. Les meilleurs arguments, à redire sans cesse, consistent à souligner l'importance du terrain dans les atteintes bacillaires légères et rares. C'est grâce à lui que s'établit, autour d'une lésion, une barrière scléreuse ou mieux encore crétacée, qui protège le tissu périphérique contre le virus. Le bacille résiste mal à la lumière, il ne pénètre pas, sans difficultés, dans l'organisme ; la vérité ne se trouve, ni dans une phobie irraisonnée, ni dans un mépris systématique du danger. Les dangers réels, ainsi que l'enseigne Küss aux infirmières visiteuses (Voir *Bulletin médical*, fin 1917 et 1er mai 1918), sont mieux compris : « Lorsqu'on sait : 1° que l'hérédité de la tuberculose ne joue aucun rôle dans la transmission de la maladie ; 2° qu'on ne peut accepter l'opinion erronée de l'ubiquité du bacille, opinion si répandue parmi les médecins eux-mêmes. » Le terrain et les causes de débilitation ne rendent pas tuberculeux celui qui ne subit pas une contagion assez intense. En revanche, une contagion bacillaire intense et répétée n'épargne nullement les gens vigoureux, bien portants, et résistants. Posons, en principe, que les contagions intenses peuvent et doivent être évitées. On le répétera plusieurs fois dans ce petit livre. A noter enfin l'analogie étroite qui existe entre la pathogénie de la morve et celle de la tuberculose.

Étiologie proprement dite. — Ce que nous savons du bacille et de la défense organique naturelle, de la pathogénie et de l'expérimentation tuberculeuse, permet de passer plus rapidement sur l'étiologie, question, qui, pour être traitée à fond, nécessiterait plusieurs gros volumes.

L'hérédité proprement dite est exceptionnelle. La vache, par exemple, est fréquemment tuberculeuse ; or, la tuberculose du veau est très rare. Baumgarten, en 1882, admet l'hérédo-contagion, l'infection de l'ovule au moment de la fécondation. Les bacilles sont trop peu nombreux dans le fœtus pour qu'on ait pu trouver des lésions à la naissance. Si les bacilles sont nombreux, la tuberculose congénitale est possible. Landouzy et Martin ont admis plus récemment une théorie voisine. D'aprés les expériences de Grancher, Nocard, etc., l'hérédité de la graine est certainement peu fréquente. On admet mieux la doctrine de l'hérédo-prédisposition, en médecine humaine, comme en médecine vétérinaire. L'enfant ne naît pas tuberculeux, mais tuberculisable, c'est-à-dire qu'il a hérité d'une aptitude plus ou moins grande à favoriser le développement du bacille. Ce qui a pu jeter la confusion dans l'esprit de quelques praticiens, ce sont les opinions de Lancereaux, les statistiques de familles, où les tuberculoses sont nombreuses. Le grand clinicien, ne pouvant faire la part exacte du bacille, avait fait celle du terrain un peu trop grande bien que le rôle du terrain soit incontestablement très important. Quant aux statistiques, elles confirment, à l'enquête, la contagion familiale et non l'hérédité. Dans l'hérédité hétéropathique on décrit l'habitus extérieur, le rétrécissement de la poitrine, les doigts hippocratiques, l'infantilisme et le féminisme. Les causes prédisposantes, c'est-à-dire qui amoindrissent la résistance individuelle, sont fort nombreuses. Les facteurs pathologiques n'interviennent pas fréquemment. La grippe, la rougeole sont citées. La scrofule et le diabète ont des relations toutes différentes avec la tuberculose.

Les causes physiologiques sont la croissance, certaines lésions artérielles, l'insuffisance des voies veineuses, les intoxications, les traumatismes.

Les traumatismes de guerre n'ont pas, semble-t-il, provoqué de nombreux cas de tuberculose. Léon Bernard, dans une statistique sur les traumatismes du thorax a trouvé 3 tuberculeux sur 341 ; sur 236 tuberculeux, 9 anciens blessés de poitrine et 5 avec relation problable de cause à effet. J'ai dirigé un hôpital de blessés et un triage de tuberculeux très important et j'estime que le traumatisme est peut être plus tuberculisant que les gaz asphyxiants. Médecin chef d'un centre de « gazés et de vésiqués » à l'avant, je me suis intéressé aussi aux rapports qui peuvent exister entre la tuberculose et les atteintes par les divers gaz toxiques. Rien n'est plus difficile de préciser le rôle de ces deux causes dans une tuberculose constatée. Gimbert donne un pourcentage de 2 à 4 °/₀ pour les gaz. Par contre les « gazés » attribuent tous leurs maux à l'intoxication.

Au seul point de vue militaire, la guerre n'a eu, dans la première année des hostilités, qu'une influence des plus limitées sur la morbidité tuberculeuse dans l'armée. Ce fut un fait d'observation vraiment remarquable. La recrudescence de cette morbidité ne date que de la récupération des réformés. La vie en campagne ou encore à l'usine a réveillé des tuberculoses existantes. Elle n'a causé qu'un très petit nombre de cas de tuberculose d'inoculation.

Dans les opérations de notre service de triage, nous avons noté des antécédents dans la proportion d'environ 50 °/₀. Ce chiffre est certainement au-dessous de la vérité.

Les formes moyennes ou légères ont porté, dans la grande majorité des observations, sur le poumon droit. Les formes graves, au contraire, s'accompagnent en général de lésions du poumon gauche. Par contre, chez les anciens tuberculeux nettement améliorés, en état de guérison apparente ou définitive, la sclérose commence le plus souvent sur le poumon gauche. Remarque facile à vérifier dans nos centres de triage, qu'il n'est guère possible de contrôler à l'hôpital sanitaire. Dans cette dernière formation, en effet, on ne trouve que des malades à lésions confirmées et qui n'ont pas le temps de se cicatriser pendant un séjour au sanatorium militaire dont la moyenne n'excède pas 2 à 3 mois.

Il n'est pas sans intérêt, on en conviendra, de porter quelque attention sur les tuberculoses qui guérissent. Les médecins de dispensaire auront, dans l'avenir et dans cet ordre d'idées, un champ d'études extrêmement fécond.

S'attacher à l'observation active du processus de guérison, c'est vouloir éclairer l'un des côtés de la question antituberculeuse. Tentative intéressante au plus haut point et qui, un jour prochain, ne sera pas sans profit.

Enfin, sur 197 décès, dans un de nos hôpitaux sanitaires, nous avons compté 79 décès des soldats ayant de 20 à 30 ans, 46 décès parmi ceux qui avouent de 30 à 40 ans, 22 décès de 40 à 50 ans avec maximum à 40, 41 et 42 ans.

Dans les causes économiques et sociales, on peut mettre au premier plan l'insalubrité des logements avec l'air confiné, l'obscurité, la malpropreté. Il existe des maisons fatales. « Dix de ces maisons, écrit Rénon, comportant une population totale de 967 habitants, ont fourni, en 10 ans, 272 décès tuberculeux. »

La lutte contre le taudis fait partie au premier chef de la lutte antituberculeuse.

L'alcoolisme, autre cause prédisposante, « fait le lit de la tuberculose. » Cet aphorisme est surtout vrai pour les malades d'hôpital.

En consultant les professions des tuberculeux, on est vite fixé à cet égard. Malheureusement, la question politique n'a permis aucune action utile contre l'armée puissante des « bistros ».

Pendant la guerre, l'absinthisme a disparu. L'alcoolisme n'est pas détruit, car on retrouve l'alcool en multipliant les litres de vin. Cependant, il faut reconnaitre les heureux résultats obtenus déjà par simple suppression de l'absinthe et de l'alcool. On peut soutenir il est vrai, que l'animal, qui ne prend pas d'alcool, contracte la tuberculose. Mais il ne devient tuberculeux que dans des proportions assez faibles, par comparaison avec l'extrême diffusion de la tuberculose humaine. L'insuffisance alimentaire quantitative ou qualitative n'est pas une cause adjuvante négligeable. On peut pécher par ignorance ou par mauvaise organisation.

Dans le premier cas, c'est par exemple, une ration mal comprise pour un travail donné ; dans le second, une mauvaise utilisation des salaires. De sorte que ce ne sont pas des mesures législatives, d'un caractère électoral, qui augmentent le bien-être, puisqu'elles augmentent les exigences ; c'est une éducation à la base, c'est-à-dire à l'école, dans les cours d'adultes. Les auteurs signalent les inconvénients de la vie à l'atelier pour la femme et les adolescents. La guerre aura accentué cette tendance de la femme à quitter le foyer pour gagner sa vie au dehors. Il n'est pas besoin d'insister sur les répercussions qui se produiront sur la famille française du fait de la guerre. Le surmenage, les veilles, les privations, se multiplient. Ce qu'on a gagné. par une victoire toute partielle, sur l'alcoolisme, on le perd d'un autre côté.

Joignons à ces causes de tuberculose dont la guerre est responsable dans une mesure variable, les tuberculoses militaires. C'est par milliers que ces jeunes bacillaires vont créer des foyers contagieux. Les rapatriés d'Allemagne, qui auront connu toutes les angoisses et toutes les restrictions, fourniront un contingent élevé de phtisiques, ainsi que nos malheureux compatriotes des régions envahies.

A-t-on réfléchi, dans le public médical et dans le grand public, à cet accroissement du péril tuberculeux, du fait des conditions matérielles et morales de la guerre et des risques de contage qui ont été plus variés. Si la campagne antituberculeuse n'est pas menée avec vigueur et sincérité, tous ces foyers tuberculeux vont semer leurs bacilles dans leur voisinage et le mal, déjà considérable, s'étendra encore. Les ministères de la guerre et de l'intérieur ont pris l'initiative des mesures, qui seront décrites plus loin. Leur succès sera fait de la bonne volonté de chacun.

Tout homme de bonne foi reconnait que la France méconnaissait totalement le péril tuberculeux avant la guerre. Nous savions parfaitement que le pourcentage des décès par phtisie était deux fois plus élevé chez nous que partout ailleurs. Nous avons lu des statistiques où sur 20.000 décès de grandes villes, on comptait 5.000 décès par tuberculoses diverses, 3.500 par phtisie. La statistique impressionnante de l'hôpital Tenon était connue de nombreux médecins Nous en étions toujours à la période.... oratoire et de verbiage. Aujourd'hui nous avons évolué. La cause est gagnée. Les désertions seront rares. Les Anglais s'étonnaient que sur 43 députés, 26 médecins aient voté à la

Chambre française contre la limitation des cabarets. A la prochaine fois, la comparaison des votes.

Parmi les professions les plus atteintes on a coutume de citer avec raison celle des garçons de café, des tonneliers, des marbriers, des tailleurs de pierre, des imprimeurs, des horlogers, des boulangers. Dans notre service de triage nous avons retrouvé la même fréquence de la tuberculose dans ces professions. Quant à nos cultivateurs, s'ils sont relativement nombreux, il n'y a pas lieu de s'en étonner à cause du chiffre élevé de cultivateurs mobilisés. Sous cette réserve, le pourcentage reste encore relativement faible. Les ouvriers d'usine de la 13e région ont au contraire fourni un chiffre important de tuberculoses nettement confirmées.

En résumé, on le voit, l'étiologie pose l'*ensemble* des problèmes de la prophylaxie générale. S'attacher à ne combattre qu'une seule cause ce serait commettre une erreur préjudiciable aux intérêts de la collectivité, comme en portant un diagnostic précoce uniquement basé sur une fiche radiologique, on se tromperait bien souvent mais au dépens de l'individu.

S'il est vrai que l'alcool fait le lit de la tuberculose, tout au moins dans le milieu où se recrute la clientèle hospitalière, il est aisé d'opposer à cette affirmation les nombreux exemples de jeunes filles tuberculeuses qui n'ont jamais bu que de l'eau. S'il est vrai que le taudis favorise la tuberculose, la maladie n'en est pas moins constatée dans les maisons bourgeoises les plus confortables et dans les châteaux. On pourrait multiplier ces exemples Chaque notion étiologique est très importante, mais rien ne serait plus néfaste qu'une action exclusive. Toutes les causes méritent d'être combattues avec la même énergie, en commençant par les principales et aussi par celles dont on peut triompher le plus aisément.

Une autre conclusion s'impose. A côté de l'étiologie, qui explique la moindre résistance organique, ou plus exactement au-dessus de cette étiologie, se tient l'élément de contage. C'est sa destruction qui domine la prophylaxie. Or, cette destruction comprend la stérilisation des foyers d'une part, et, d'autre part, une thérapeutique plus active.

Les éléments du diagnostic

Pissavy et Sérane, dont le premier m'a précédé dans le service du triage des tuberculeux de la 13e région, recommandent de ne partir avec aucune idée préconçue dans les premiers examens purement cliniques d'un malade suspect de tuberculose.

Rien n'est plus sage. Et dans l'étude descriptive des procédés d'investigation qui conduisent au diagnostic (ce sera l'objet du paragraphe suivant), il semble rationnel de passer en revue, et sans les coordonner, dans cette étude, tous les moyens dont nous disposons à l'heure actuelle pour l'examen complet d'un tuberculeux. En procédant ainsi, chaque signe prend sa signification exacte. C'est en parfaite connaissance de cause que nous serons autorisés ensuite à discuter chaque cas. Le diagnostic porté acquiert alors une plus grande valeur et, le plus souvent, les signes stéthoscopiques, la radiographie, la bactériologie, l'épreuve de marche, les symptômes généraux et fonctionnels, etc., sont concordants.

On s'étonne que la phtisie pulmonaire, connue depuis si longtemps, n'ait pas reçu de description convenable pendant tant de siècles d'observation. Ce n'est qu'à partir de Laënnec, Villemin, Grancher, etc., que la symptomatologie a réalisé des progrès considérables. Mais, encore aujourd'hui, nombreux sont les praticiens qui n'utilisent pas toutes nos ressources diagnostiques nouvelles. Pour eux, le tuberculeux reste toujours ce malade oublié dans une salle d'hôpital, qui en est aux phases d'infiltration étendue ou cavitaire, avec un pronostic fatal. La recherche systématique des signes précoces n'est pas généralisée. Elle est mal connue dans son ensemble et, par suite, encore discutée. Or, ce qui nous intéresse vraiment à cette date, ce n'est pas seulement la tuberculose caractérisée. Et pourtant, elle-même n'est plus aussi simple à examiner, puisque nous avons à découvrir chez un même sujet des lésions d'âges différents, à préciser leur caractère évolutif, leur étendue, à mettre en valeur, pour le pronostic, la résistance du terrain et les divers processus de guérison ou d'aggravation. Mais comme il est plus important encore de connaître son malade à fond bien avant la période de ramollissement ! On doit s'attacher à l'examen précoce de la tuberculose à un moment où la maladie est locale ou latente. Au lieu donc de conserver la symptomatologie classique, nous devons insister sur les signes de début, en passant plus vite sur les signes connus de tous et en particulier sans nous attarder à une description détaillée des symptômes du ramollissement et des cavernes pulmonaires.

Voici ce que nous enseignait Hippocrate sur les signes du début : « Il survient une fièvre sourde et du frisson ; il y a douleur à la poitrine et au dos, parfois une toux aiguë, accablant le patient, qui rend une expectoration abondante, aqueuse et salée. » Le même parle d'hémoptysie : « Après le crachement de sang, le crachement de pus est fâcheux; après le crachement de pus viennent la phtisie et la diarrhée. » Pour les anciens, cette suppuration et les fluxions chroniques de la poitrine, les crachements de sang aboutissent à un ulcère du poumon (Galien). Cette séméiologie ne repose que sur l'observation ; l'auscultation et la percussion elles-mêmes n'existent pas encore. Si, franchissant les siècles, nous rapprochons ces lignes de celles d'auteurs qui connaissent l'anatomie pathologique, qui ont bénéficié des signes stéthoscopiques, nous trouvons, dans Dieulafoy, la tuberculose chronique évoluant en trois degrés, les craquements étant considérés comme symptômes de début. Grancher est le premier à signaler que le craquement n'est pas un signe précoce. Il a distingué 4 périodes: de germination, de conglomération, de ramollissement et des cavernes. Son enseignement pour dépister les prétuberculeux n'est pas accepté sans réserve et, en particulier, par ceux qui ne voient que de temps à autre les préphtisiques. Grâce à des moyens de contrôle nouveaux, les signes d'auscultation précoce de Grancher apparaissent encore plus utiles que jamais aux médecins expérimentés. Le craquement fixe décèle une lésion déjà trop étendue. On estime que les bruits adventices n'existent qu'avec plusieurs centimètres de tissu pulmonaire modifié. Sans mettre en ligne l'étape ganglionnaire, la localisation bacillaire au poumon peut être, en pareil cas, vieille de plusieurs mois, de plusieurs années. Un diagnostic aussi tardif est toujours profondément regrettable.

Les symptômes discrets du début de l'invasion microbienne ne sont pas causés par de grosses lésions, mais par quelques tubercules et surtout par les modifications anatomiques initiales de la réaction de défense organique. L'homme est tuberculisable, au point que 95 % des habitants d'une grande ville réagissent à l'épreuve de la tuberculine. Cette extrême diffusion de la maladie et le nombre élevé d'individus qui n'en meurent pas montrent que l'organisme triomphe le plus souvent des attaques du bacille. Il devient, ainsi, intéressant, dans l'examen de chaque malade, de découvrir le moment où la lutte entre le terrain et la graine devient inégale, c'est-à-dire le moment où le microbe, après une agression nouvelle, gagne, pour ainsi dire, quelques tranchées. Nous connaissons aujourd'hui des signes qui se manifestent bien avant l'extension importante des lésions. Mais ces considérations générales, dont l'importance est de toute évidence, seraient incomplètes si nous négligions de combattre le préjugé qui considère l'individu, en apparence très bien portant, comme non tuberculisable. Il est, au contraire, scientifique de dire que les sujets robustes contractent la tuberculose aiguë et non la tuberculose chronique qui nous occupe. Cet aphorisme est trop absolu, ainsi qu'il résulte de nos examens de milliers de soldats et de l'observation médicale. Nous sommes arrivés à n'attacher qu'une importance relative à l'aspect général, pour les formes incipientes. C'est une surprise assez fréquente pour le commandement de voir étiqueter tuberculeux certains militaires. L'examen complet et le diagnostic de ces suspects nous expliqueront cette anomalie.

Etude clinique. — Le diagnostic de la tuberculose n'est plus fait avec l'auscultation seule dont les renseignements n'ont pas une valeur pathognomonique au début et restent même insuffisants aux périodes avancées. Nous savons que le bacille provoque la formation du follicule et du tubercule, il existe donc avec la première lésion. Nous savons aussi que les attaques bacillaires multiplient leurs localisations anatomiques ; les unes guérissent par sclérose ou crétification, les autres s'aggravent par évolution caséeuse cavitaire et s'accompagnent de signes dus aux poisons tuberculeux. Nous voilà donc bien loin de la conception, apprise à l'École, et que nous pouvons résumer ainsi : 1er degré : craquements secs : induration ; 2e degré : craquements humides : ramollissement ; 3e degré : gargouillements : cavernes. Nos moyens d'investigation — ou mieux connus, ou très récents — nous permettent incontestablement d'écarter le maximum de causes d'erreur et de dépister les tuberculoses incipientes ou suspectes, dans les meilleures conditions. Bien souvent il paraîtra exagéré d'utiliser tous ces moyens : il est préférable d'y avoir recours. Dans une description nous devons les passer en revue et interpréter leur part dans l'observation complète du malade.

Posons en principe qu'un premier examen permet d'établir une première impression sans rien préjuger du diagnostic. C'est l'observation médicale banale. On insistera cependant sur les antécédents héréditaires et personnels, sur l'histoire de la maladie ; elle est d'une importance capitale et nous renseigne, dans une certaine mesure, sur l'ancienneté des lésions. L'interrogatoire exige de la part du praticien une véritable habileté. On notera le périmètre thoracique, la capacité respiratoire, l'état des divers organes, le poids, le pouls, la respiration, etc., et l'on procédera à l'examen du thorax.

Examen thoracique. — Doit-on examiner un préphtisique comme un tuberculeux avéré ? Théoriquement, les signes stéthoscopiques sont rapidement reconnus s'il y a des lésions nettes, mais encore une fois ces lésions ne sont pas toutes contemporaines, ni toutes évolutives.

Il y a donc avantage à adopter un ordre méthodique pour tous les cas. L'entraînement qui en résulte facilite les résultats. Une seule différence mérite d'appeler notre attention. Dans les cas avancés, il est préférable de percuter ou d'ausculter chaque moitié antérieure ou postérieure du thorax. On étudie le sommet, la partie moyenne, la base, les scissures et les plèvres. En l'absence de lésions anatomiques importantes, les bruits adventices n'existant pas, des signes plus discrets prennent une importance de premier plan : les vibrations thoraciques, l'obscurité respiratoire, la tonalité et le timbre des sons de percussion, les modifications de l'inspiration surtout, celles enfin de l'expiration, tous ces signes, assez délicats à étudier, orienteront, par leur ensemble, le diagnostic du médecin. Il ne suffit donc plus d'avoir dans l'oreille les types normaux du murmure vésiculaire de la respiration. C'est la comparaison entre les points symétriques, à gauche et à droite, en avant et en arrière, qui fait ressortir les différences. Ces réserves étant admises, nous examinerons notre malade, la poitrine nue et dans l'ordre suivant.

Inspection. — Rappelons, tout d'abord, qu'il est utile de rechercher à l'aide d'appareils spéciaux, la mesure de la capacité thoracique et les troubles des mouvements respiratoires. Les mensurations périmétriques, diamétriques, cyrtométriques, mieux encore les spiromètres nous serviront surtout à décéler l'insuffisance de la respiration.

L'examen du thorax permet de constater son aspect général, sa maigreur, le petit développement des muscles, les voussures, ses déformations telles que ie rachitisme, la cyphose, la scoliose, l'étranglement en corselet, en sablier. On trouve très fréquemment des dépressions, des aplatissements sous-claviculaires ou sous-épineux, des dépressions sus-claviculaires, de l'élargissement, des espaces intercostaux chez les emphysémateux, des éruptions cutanées, un lacis veineux, limité ou étendu, dans les formes nettement caractérisées, au point de donner à toute la poitrine un véritable reflet bleuâtre. Notons enfin le type respiratoire et les modifications hémilatérales d'amplitude.

Palpation. — Il importe de rechercher les petits grains de plomb de la micropolyadénite et l'adénite sus-claviculaire de Sergent, accompagnée ou non d'inégalité pupillaire. On se rendra compte de la flaccidité variable des muscles et de l'expansion respiratoire des sommets (signe de Ruault). Le réflexe du trapèze est à l'étude (Lœper). Quant aux vibrations, on les recherche la main posée à plat ou, si elles sont assez fortes, avec 2 ou 3 doigts (procédé de Grancher) pendant que le malade répétera le nombre 33. Elles auraient, avec d'autres signes précoces, leur maximum dans la zone d'alarme de St. Chauvet. Cette zone, de la dimension d'une pièce de 5 francs, a son centre sur le milieu d'une ligne joignant le tubercule du trapèze à l'espace compris entre la 7ᵉ vertèbre cervicale et la 1ʳᵉ dorsale, et correspond à la projection anatomique et radiographique du sommet. Les vibrations sont augmentées en cas d'infiltration tuberculeuse ou de cavernes libres d'adhérences pleurales Grancher, Sergent, etc., ont insisté sur les vibrations supplémentaires, indiquant une lésion au point voisin : « Cette notion de la propagation possible des vibrations nées à distance ne doit pas être perdue de vue »

(Sergent). Tandis qu'elles sont variables dans la sclérose, elles sont diminuées dans l'emphysème. Montcharmont recommande de rechercher aussi les points douloureux phréniques.

Percussion. — La percussion se pratique le malade ayant la bouche tantôt ouverte (tonalité plus élevée) tantôt fermée. Légère et superficielle, la percussion permet de sentir la résistance au doigt et elle convient, en particulier, à la gouttière interscapulo-vertébrale. Celle-ci doit être percutée de bas en haut. la résistance au doigt et la submatité s'observent chez la plupart des malades dans le tiers supérieur. La percussion profonde doit être comparée avec la percussion légère et la comparaison se poursuit aux points symétriques, gauche et droit. La percussion est parfois sensible et même douloureuse. Cette notion très intéressante devra appeler l'auscultation sur le siège de la douleur thoracique provoquée.

Il ne faut pas perdre de vue les différences normales de sonorité, supposées connues. A l'état pathologique la sonorité est augmentée dans les cavernes importantes, l'emphysème et surtout dans le pneumothorax. Elle est diminuée avec tonalité élevée dans la tuberculose au début. La matité s'accompagne d'une augmentation des vibrations et de bruits adventices, dans la condensation accentuée.

La tonalité est plus élevée la bouche ouverte, plus basse la bouche fermée.

Quant aux modifications de timbre, spéciales aux cavernes, elles sont classiques.

Auscultation. — L'auscultation en matière de tuberculose distingue nettement l'inspiration de l'expiration : après avoir noté la présence ou l'absence d'obscurité respiratoire persistante ou non après la toux, on doit insister sur les caractères de l'inspiration étudiée méthodiquement du sommet vers la base; ils méritent une attention de premier plan. Le bruit inspiratoire se passe dans les lobules. Par contre, comme on le croit parfois, l'expiration et la respiration soufflantes n'indiquent nullement une suractivité alvéolaire, mais une diminution de cette respiration. Les bruits expiratoires ont leur origine dans les bronches et leur maximum se recherche dans la région du hile. Dans l'emphysème, l'expiration prolongée n'est pas localisée au sommet mais s'entend dans toute la hauteur des poumons. Chez un sujet qui n'a aucune lésion du nez, de la gorge et qui sait respirer, la tonalité est douce et moelleuse. Si la respiration devient granuleuse et rude elle peut être un signe de début par sa localisation aux sommets. Les phtisiologues n'admettent pas tous l'opinion de Bard et de Piorry, qui feraient de la respiration rude le signe d'une tuberculose abortive plus ou moins cicatrisée. L'intensité respiratoire est augmentée dans l'infiltration tuberculeuse; diminuée et généralisée, elle fait penser à l'emphysème.

L'obscurité respiratoire qui peut être liée à des malformations, à des lésions du rhinopharynx, à une lésion ganglio-pulmonaire, ou encore à une symphyse pleurale du sommet, semble être un symptôme favorable si la percussion et la palpation sont normales. Il s'agirait, en l'espèce, d'une forme guérie ou torpide. Elle devient un signe de condensation quand elle s'accompagne de submatité et de vibrations augmentées.

Les modifications de rythme s'observent dans l'emphysème, où l'inspiration est plus brève et l'expiration prolongée, et dans la tuberculose, où l'expiration prolongée devient la troisième étape de Grancher.

Grancher distinguait en effet 3 étapes : inégalité respiratoire, inspiration rude et grave, inspiration faible et haute, expiration prolongée et rude. Ces notions paraissaient trop théoriques et elles ont été longtemps discutées; les phtisiologues leur reconnaissaient plus de valeur. Si la succession des étapes de Grancher n'est pas encore admise par tous, ces signes précoces complétés par les autres procédés d'exploration ne doivent plus être négligés. Ce qui reste discutable ce n'est pas leur importance, mais plutôt une conclusion trop absolue : nos progrès actuels, en facilitant la conclusion, soulignent incontestablement les idées de Grancher sur le diagnostic précoce. Il faut retenir surtout les anomalies de la respiration et les rapprocher des autres indications.

L'inspiration rude avec tonalité grave, avec localisation apicale, est un excellent symptôme de début. La rudesse inspiratoire est causée par les tubercules disséminés dans un parenchyme sain.

La respiration saccadée est d'origine pleurale, mais on l'observe aussi dans la tuberculose incipiente avec ou sans participation pleurale. L'inspiration diminuée seule atteste plutôt une tuberculose guérie, éteinte ; si elle s'accompagne de modification du son et des vibrations, il s'agit d'une condensation du parenchyme pulmonaire.

A partir du moment où l'expiration ellemême devient rude, où le murmure vésiculaire s'efface devant un souffle bronchique, la conglomération s'affirme et nous arrivons à l'ancien premier degré de la tuberculose classique, avec bientôt quelques craquements plus ou moins inconstants, plus ou moins discrets, aux symptômes en rapport avec la condensation et la conglomération.

Si les lésions s'étendent, la tuberculose peut être tantôt fermée, tantôt ouverte. De tous petits foyers voisins d'une bronchiole éliminent parfois des bacilles avant la période de ramollissement étendu.

Les signes précoces se recherchent systématiquement aux sommets et, en particulier, dans la zone d'alarme. Labro, dans une thèse inspirée par Sergent, rappelle que sur cent fiches de tuberculose prises au hasard, 68 fois les premiers ont été notés dans la zone de Chauvet, 16 fois dans le creux sous-claviculaire, 16 fois dans les deux régions en même temps. Nous reviendrons à propos du diagnostic sur l'interprétation des signes initiaux.

Après avoir étudié ainsi la respiration, c'est-à-dire en faisant abstraction des bruits surajoutés, il faut reprendre cette auscultation hémilatérale pour la recherche exclusive des bruits adventices. Et tandis que les modifications respiratoires posent une question de diagnostic sans la résoudre d'une manière absolue, les bruits surajoutés, s'ils prédominent au sommet du poumon, attestent en général la nature tuberculeuse des lésions. Mais là encore la bactériologie, la radiologie, les symptômes généraux doivent concourir au diagnostic (On a signalé des plaques acromiales de la tuberculose aimable.) (Voir pronostic).

Les râles, les craquements, les frottements sont enseignés avec assez de soins pour que leur description ne nous arrête pas longtemps. Cependant, cette description est dominée par des renseignements trop souvent oubliés. Pour tous les bruits adventices, on doit se poser cette triple question :

Sont-ils permanents, non modifiés par la toux ?

Sont-ils augmentés par la toux ?

N'existent-ils qu'après la toux ?

Les râles secs — ronflants ou sibilants — ne présentent ici d'intérêt que s'ils sont entendus dans la région apicale où, d'ordinaire, ils sont très rares. On note un ou deux sibilants par exemple dans la fosse sus-claviculaire ou dans la fosse sus-épineuse. Ils sont en rapport avec l'expiration dont ils ont la signification bronchique.

Les craquements secs n'éclatent très souvent qu'après la toux ; ils constituaient encore le premier signe classique précoce il y quelques années.

Les râles humides du ramollissement comprennent des variétés basées sur leur volume. On distingue depuis le petit râle semblant humide jusqu'au gargouillement, en passant par les râles bullaires de grosseur et de groupement progressif ; ils ont été comparés au bruit que fait un chalumeau soufflant dans un liquide.

Les râles crépitants et sous-crépitants sont considérés comme les bruits adventices les plus importants en phtisiologie. Le râle sous-crépitant ou râle muqueux est causé par un éclatement de bulles d'air à la surface de sécrétions liquides, qui obstruent la lumière des bronches. On le perçoit aux deux temps de la respiration. (Le râle crépitant, au contraire, ne s'entend qu'à la fin de l'inspiration et il est beaucoup plus sec et plus régulier.) C'est un signe de ramollissement. Il est appelé aussi craquement et n'éclate souvent qu'après la toux. Il faut toujours noter si les râles humides sont augmentés par la toux et s'ils sont provoqués ou modifiés par elle.

Le râle caverneux et le gargouillement sont en rapport avec des bulles nombreuses plus ou moins groupées et très humides. A part les grandes cavernes à sonorité tympanique, à bruit d'airain, etc., les foyers de râles tuberculeux correspondent à une diminution des bruits de percussion. Les bruits, qui signalent la présence de cavernes, sont connus des étudiants après quelques mois de stage hospitalier: souffle, gargouillement, pectoriloquie aphone. La caverne fermée se traduit par l'affaiblissement du murmure vésiculaire sans souffle.

Les bruits pleuraux — l'anatomie pathologique nous a enseigné la fréquence des pleuropathies -- sont distingués en frottements très fins, fins, ou de cuir neuf. On les entend soit à la base, soit au niveau des scissures. Il importe de les rechercher systématiquement, car nous les retrouvons chez le plus grand nombre de nos tuberculeux, depuis les formes à peu près éteintes jusqu'aux formes fibrocaséeuses graves. Nous recommandons l'emploi du stéthoscope, certains frottements de pleurésie étant extrêmement fins. Il est pratiquement réservé aux zones sus et sous-claviculaires, sus et sous-épineuses: il rend aussi service pour l'examen des bruits pleuraux, pour découvrir et localiser les tout petits foyers de râles. Tandis que pour les craquements l'on gagnera à procéder point par point, étage par étage, pour les bruits pleuraux, on s'en tient au trajet des scissures et suivant le cas observé, soit encore au sommet ou à la base Faire tousser le malade une fois sur deux ou trois respirations. Dans la pleurite du sommet en subévolution, on ne perçoit qu'un léger frottement de la plèvre apicale avec de l'obscurité respiratoire et des signes variables de palpation et de percussion ; il faut se garder de le confondre avec un râle. Le voile radioscopique s'illumine à la toux en pareil cas et Sergent a noté deux autres signes, l'inégalité pupillaire due à l'excitation ou à la paralysie du sympathique et l'adénite sus-claviculaire du volume d'un haricot à celui d'une grosse fève, plutôt mou, s'il y a évolution et en grain de plomb, s'il y a guérison relative. Parfois cette adénite est remplacée par un petit troncule, comparé par Sergent à un bout de ficelle interrompu par quelques nœuds. Il existe en même temps de l'adénopathie cervicale et trachéo-bronchique et des symptômes généraux variables extrêmement fréquents chez les tuberculeux avérés.

Les pleurites discrètes et les grosses pleurites des bases ne présentent rien de particulier à signaler, si ce n'est la nécessité de dépister les premières et de rechercher la part des atteintes pulmonaires dans le voisinage des secondes.

Les pleurites scissurales sont encore moins connues des praticiens non spécialisés dans les maladies des poumons. Les scissures partent, on le sait, de la troisième vertèbre dorsale, coupent en diagonale la fosse sous-épineuse, contournent le thorax et se terminent à l'extrémité antérieure de la sixième côte ; la scissure droite émet une branche supérieure, qui ne descend pas obliquement comme la branche inférieure, et qui va se terminer vers l'extrémité de la quatrième côte.

Le malade se plaint d'avoir un ou deux points douloureux sur le trajet de ces scissures. En le faisant tousser, on découvre un frottement ou parfois un bruissement sec non classable. D'autres signes caractérisent ces pleurites, considérées comme des tuberculoses bénignes et non pas seulement comme un syndrôme initial. On a décrit des pleurites à répétitions. La pleurite scissurale de Pierry et les interlobites de Sabourin sont des variétés voisines.

Les interlobites de Sabourin jouent le rôle de pleurites bienfaisantes. Leur premier signe est la matité piriforme à base axillaire, à pointe remontant vers la racine vertébrale de la scissure. La tuberculose peut débuter ainsi ; la radioscopie facilite le diagnostic.

Nous n'insisterons pas sur les divers souffles : caverneux, amphoriques, pleurétiques, etc. Rappelons, encore une fois, que la respiration soufflante indique soit une compression, soit une zone voisine altérée. Ce serait une grosse erreur, du reste assez fréquente, que de l'interpréter comme une suractivité alvéolaire. Bien au contraire, et très souvent, le poumon ne respire pas. Le souffle tubaire suppose l'infiltration pulmonaire et des bronches perméables, mais il ne caractérise nullement l'infiltration. Donc cet aphorisme est à retenir par les débutants en phtisiologie : La respiration soufflante doit faire rechercher une zone pulmonaire « qui ne respire pas ».

De l'auscultation de la voix, nous ne retiendrons que la bronchophonie et la pectoriloquie aphone. La première a son élection dans la région du hile. Conclusion pratique : la bronchophonie, ou retentissement de la voix, ne doit faire penser à la condensation du parenchyme pulmonaire que si elle est *non dans la partie centrale, mais dans les parties latérales du poumon*. Quant à la seconde, elle peut se rencontrer dans l'infiltration et surtout en cas de cavernes. Ne pas oublier non plus le signe de d'Espine.

La transonance thoracique et le signe de Guéneau de Mussy méritent enfin une mention spéciale. S'il y a une lésion pulmonaire, la percussion douce de la clavicule ou du sternum donne un bruit obscur, sec et sans vibrations. Pendant la percussion antérieure, on ausculte les régions sus et sous-épineuses.

Nous savons que, sans parler de la période de germination et de conglomération la période d'induration correspond aux craquements secs, le ramollissement se traduit par des râles humides, la période cavitaire par des gargouillements et que toutes ces lésions peuvent se trouver réunies chez un même sujet. Dans un examen clinique bien conduit on aura donc vite fait de voir s'il s'agit d'une forme nettement caractérisée, la difficulté commençant avec les différences lésionales d'âge et d'étendue.

Puisque des lésions de nature anatomique et d'âge différents peuvent se rencontrer chez le même sujet, une description. même basée sur la marche théorique normale de la maladie, est forcément inexacte. Certains signes pleuraux s'entendent à la fin comme au début. Il n'est pas sans intérêt cependant d'indiquer en dehors des diverses formes cliniques les degrés d'évolution d'une forme donnée. Les mots de germination, condensation, conglomération, induration nous sont très familiers; ils ne correspondent pas au même degré de tuberculose pour tous les

(1) En pratique, au point de vue lésional, il importe surtout de diagnostiquer dans les cas suspects, la sclérose ou la condensation.

médecins. Ces expressions, un peu conventionnelles, sont utiles en pratique (médecine militaire, médecine légale, etc.).Pour qui ne les connait pas très bien, il semble préférable toutefois de parler d'obscurité du sommet, de diminution du murmure vésiculaire, etc. *Leur intérêt est de fixer par un seul mot tout un ensemble de signes, en rapport d'ailleurs avec l'état du poumon.*

Dans la *première période de germination* ou de condensation légère, les signes stéthoscopiques sont très réduits. Il peut n'y avoir qu'*une simple modification dans le timbre ou la tonalité inspiratoires.* C'est aussi la période des trois étapes de Grancher.

La *condensation* traduit des modifications du tissu pulmonaire en rapport avec les réactions de défense. Suivant ses degrés, les vibrations sont plus ou moins augmentées, la submatité variable ; l'inspiration est rude, fixe, *grave;* l'expiration est faible ou saccadée, des symptômes généraux et fonctionnels peuvent exister (1).

La *conglomération* exprime une condensation plus complète et le groupement de tubercules, en masses déjà appréciables à l'examen stéthoscopique. Vibrations augmentées, matité, parfois matité croisée d'un sommet et de la base du côté opposé; percussion souvent sensible et douloureuse. L'inspiration est de tonalité *plus haute*, ou *elle diminue* et s'affaiblit; l'expiration est rude et prolongée. La bronchophonie et le souffle bronchique coïncident avec la diminution ou la disparition du murmure vésiculaire. Les premiers bruits adventices peuvent s'entendre : craquements

(1) Subfébricité. Marche d'épreuve positive: pression artérielle souvent un peu faible. Radioscopie en général positive. Examen bactériologique négatif.

secs, frottements pleuraux, râles sibilants ou ronflants à localisation apicale (plus rares). La fièvre, la tachycardie, la toux, l'expectoration apparaissent ou s'accentuent.

On retrouve les mêmes signes dans l'*induration* qu'on pourrait considérer comme étant en rapport avec des tubercules soit isolés, soit en voie de guérison. Les signes ci-dessus sont plus localisés : l'inspiration dite régressive est faible et haute; petit souffle fixe, respiration bronchique, craquements.

Dans les *pleurites du sommet*, les vibrations sont normales ou abolies, la percussion est variable; elle est muette où l'on note une matité complète; auscultation : diminution du murmure vésiculaire ou obscurité. Bruissement sec, frottements discrets des cas aigus et subaigus. Point de côté, adénopathie cervicale et sus-claviculaire, inégalité pupillaire, symptômes variables.

Dans l'*infiltration*, les tubercules sont en voie de *ramollissement* plus ou moins avancé. Les vibrations sont augmentées. La submatité a une tonalité plus élevée. L'inspiration est soufflante (souffle tubaire), parfois rude, l'expiration prolongée, pectoriloquie aphone; transonnance thoracique diminuée Bruits adventices, râles, craquements humides de volume et de groupement variables, plus ou moins modifiés par la toux. Frottements de pleurite. On peut rencontrer des modifications respiratoires des types précédents soit au-dessous de la zone infiltrée, soit du côté opposé.

La période des *cavernes* est classiquement la période ultime de la tuberculose avec associations microbiennes fréquentes; on trouve surtout. bien visibles à la radiologie, des lésions cavitaires de nombre variable, et associées à des lésions différentes pleuro-pulmonaires. Cependant de petites cavernes uniques ou isolées, dans un tissu sain dans l'ensemble, se cicatrisent assez souvent chez des sujets qui n'arriveront jamais à la cachexie tuberculeuse et sont susceptibles de guérir. Un ramollissement étendu — ancien second degré de la tuberculose — est infiniment plus grave qu'une petite caverne, — ancien troisième degré — bien circonscrite. Une caverne fermée donne à la percussion de la matité à tonalité élevée ou grave et, à l'auscultation, simplement de la diminution du murmure vésiculaire sans souffle cavitaire. Une caverne ouverte peut présenter à la percussion de la matité, du tympanisme, des bruits amphoriques ou de pot fêlé dans les grandes cavernes. Le son est plus grave en position couchée pour une cavité à grand axe horizontal. Le phénomène de Gehrard est le changement de son tympanique de percussion, selon que le malade est assis ou couché. Le son est plus élevé dans la position assise. Le phénomène de Wintrich est un bruit de percussion tympanique, changeant la tonalité selon que la bouche est ouverte ou fermée ; il devient plus grave en ce dernier cas. A l'auscultation, le souffle est augmenté à la toux et pendant l'inspiration. Bruit de friture par localisation de râles plus nombreux, plus éclatants et plus gros. Voix et toux à timbre métallique. Pectoriloquie aphone.

Toux fréquente, expectoration abondante, caséeuse dans les cavernes récentes, purée verdâtre dans les cavernes anciennes, muco-purulente ou muqueuse dans les formes curables. Hémoptysies graves possibles, par ruptures d'anévrismes. Signes d'intoxication et de cachexie plus ou moins marqués.

La tuberculose guérit par *crétification, sclérose et transformation fibreuse.* La *transformation calcaire plus ou moins spontanée est la plus heureuse.* La radioscopie montre nettement les taches crétacées, plus ou moins nummulaires et à prédominance habituelle vers le hile.

La *sclérose plus ou moins cicatricielle* donne des examens presque tous négatifs avec obscurité respiratoire surtout. Les symptômes généraux et fonctionnels sont presque nuls, pas de bacilles, voile radioscopique, marche d'épreuve négative, expiration normale, parfois souffle de compression surtout aux bases.

Dans la sclérose diffuse on trouve associés les signes et les lésions de la sclérose cicatricielle et les signes et les lésions d'origine tuberculeuse. Une zone active avec craquements, râles congestifs, peut se rencontrer à côté d'une zone complètement scléreuse. Les souffles de compression ne sont pas rares ainsi que la dyspnée nocturne. L'expectoration peut être épaisse, bacillifère ou non.

La *tuberculose fibreuse* présente des signes voisins de ceux de la sclérose, elle s'accompagne plus fréquemment d'hypertension et reste sujette à des poussées évolutives caractérisées. Nous verrons, en effet, que c'est tantôt une forme de guérison avec des complications cardio-vasculaires, assez fréquentes d'ailleurs, tantôt une forme de tuberculose de type congestif avec assez bon état général.

Une observation clinique, bien étudiée, permet, en clientèle comme à l'hôpital, de se représenter assez rapidement l'état d'un malade, même perdu de vue depuis un temps variable, mais un schéma rappelle mieux encore les examens antérieurs. Il en existe plusieurs. Celui de Kuss paraît synthétiser les meilleures notations par signes. La matité est indiquée au crayon bleu (traits obliques); s'il y a résistance au doigt, les traits sont droits. L'inspiration diminuée est indiquée par une barre également oblique allant de droite à gauche (/); une barre, allant de gauche à droite (\), désigne l'inspiration augmentée. La rudesse est soulignée par l'accentuation du trait. L'inspiration saccadée est figurée par un dièze, la tonalité élevée par deux ou trois barres. L'obscurité apparaît nettement par un nuage obtenu au crayon ordinaire; un X sur cette zone précise que l'obscurité persiste après la toux; un I qu'elle s'éclaire. Les souffles et les râles sont marqués par des signes conventionnels au gré de chacun. Les bruits adventices ne sont pas dessinés dans le schéma mais à ses côtés. Ainsi les râles humides sont représentés par de petites croix; s'ils sont augmentés par la toux, un cercle les entoure; deux cercles, s'ils n'existent qu'après la toux. D'autres signes, de volume variable, traduisent les bruits pleuraux, etc. (1).

---

(1) Nous avons publié dans les journaux de médecine un article sur la tuberculose incipiente avec gravures, schémas et radios.

SYMPTOMES GÉNÉRAUX ET FONCTIONNELS. — Les symptômes généraux et fonctionnels sont extrêmement importants. Ils donnent à des symptômes de début, même insignifiants, une valeur considérable. Il est donc indispensable de les analyser avec soin

Symptômes généraux. — Les symptômes généraux ont une valeur considérable. Ils caractérisent un cas *stéthoscopique* douteux; quelques-uns d'entre eux suffisent à préciser une période évolutive dans une tuberculose confirmée.

L'*amaigrissement*, avec syndrôme urinaire de dénutrition, est le premier à rechercher. La perte de poids rapide et la perte de poids progressive ont l'une et l'autre leur intérêt. On s'en assure par des pesées régulières, ordinairement hebdomadaires, et opérées dans des conditions strictement identiques. Cet amaigrissement porte électivement sur les muscles trapèze, sus et sous-épineux, sus et sous-claviculaires et sur les pectoraux.

L'*anémie* semble liée à une diminution de la masse du sang, sans altération des hématies. La diminution du nombre des hématies et du taux de l'hémoglobine s'observe dans les formes avancées. Les tuberculoses latentes du début se trahissent assez souvent par une anémie sans cause apparente et chez la femme par de la chlorose avec aménorrhée.

La *fièvre* n'est pas seulement un symptôme général du ramollissement et des infections secondaires, où le bacille semble passer au second plan. Elle souligne une poussée évolutive. Elle est augmentée surtout par la fatigue et un peu par les émotions et au moment des règles. On la rencontre dans la préphtisie à des degrés variables et qui comportent une surveillance attentive. Certaines tuberculoses assez étendues peuvent être apyrétiques pendant les périodes d'immobilisation. Il faut exiger la prise de température buccale ou rectale et ne pas négliger de simples fébricules de 4 ou 5 dixièmes de degrés. Sabourin a signalé des bizarreries thermométriques chez les tuberculeux, et en particulier les anomalies clinostatiques et orthostatiques, c'est-à-dire les différences paradoxales observées sur le malade debout ou couché. La fièvre tuberculeuse inverse, avec minimum vespéral, n'est pas aussi rare qu'on pourrait le croire. Il existe d'autres variétés curieuses de bizarreries fébriles dans le surmenage ou encore au réveil ; il y a d'abord fièvre et vingt minutes après apyrexie. Les anomalies clinostatiques et orthostatiques relèveraient soit de l'angioneurose, soit des endocrines (V. épreuve de marche, plus loin).

L'*asthénie* est un symptôme subjectif qui a plus de valeur en clientèle que dans le milieu militaire. La sensation de fatigue est un signe précieux, quand elle est exacte et sincère.

Les quatre symptômes que nous venons de citer constituent le *quadrige évolutif*. Pour quelques auteurs, Rist, etc., et à part quelques exceptions, toute tuberculose active serait ouverte et cela dès le début.

Nous aurons à en reparler.

Symptômes fonctionnels. — Les symptômes fonctionnels ne présentent pas un intérêt moindre.

L'*anorexie* est fréquente, elle acquiert plus de valeur au début de la maladie. Plus tard, au contraire, il n'est pas rare d'observer des formes graves avec un appétit bien conservé.

La *toux* appelle l'attention des malades. Elle survient de préférence le matin, dans les premières phases de la maladie; à toute heure et même après le repas dans les autres. Elle est sèche ou grasse, quinteuse, émétisante, etc... On éliminera les causes de toux liées à des affections nasales, mitrales, gastriques, etc.

L'*expectoration*, en général, n'est pas assez bien observée. Grise ou dense, d'un jaune verdâtre, mucopurulente ou épaisse, striée de sang ou hémoptoïque, striée de points noirs ou anthracoïde, ponctuée, salivaire enfin, elle est plus souvent bacillifère qu'on ne le croit, en pratique médicale. Elle l'est parfois dès le début. Les examens ont donc besoin d'être multipliés : trois recherches bactériologiques, dont l'une avec homogénéisation, constituent un minimum assez généralement admis.

Les *hémoptysies* du début ou des cavernes sont bien étudiées dans l'enseignement. Les premières n'ont pas plus de gravité que les autres signes moins tapageurs, malgré l'effroi, bien compréhensible, des malades. Contrairement à l'opinion répandue, les bacilles existent très souvent dans les expectorations post-hémoptoïques. Les hémoptysies seraient plus fréquentes chez les sujets ayant une taille de 1^{m}70 et au-dessus.

Les *douleurs thoraciques, spontanées ou provoquées*, avec ou sans localisations phréniques (Montcharmont) ne sont pas négligeables. Le médecin-inspecteur Lemoine leur attribue une grande signification. On fera bien, dans le cas d'une douleur locale provoquée, d'ausculter le point douloureux et, parfois, un peu au-dessus de ce point.

La *dyspnée* est généralement un symptôme fonctionnel très classique. La dyspnée d'effort, au début, la dyspnée nocturne des tuberculoses fibreuses ou sclérosantes sont plus méconnues.

Les *sueurs nocturnes*, signalées par les malades eux-mêmes, sont recherchées par les étudiants les plus novices.

La *tachycardie* dénote soit une intoxication, soit une lésion des nerfs qui président aux fonctions du cœur. La tachycardie et une légère albuminurie sont assez souvent observées dans la préphtisie.

CONCLUSIONS STÉTHOSCOPIQUES ET CLINIQUES

Pendant l'auscultation, le malade doit avoir les bras ballants dans le relâchement musculaire complet. L'auscultation de l'aisselle sera faite, le malade relevant le bras et posant sa main sur sa tête. Celle de la zone d'alarme aura lieu, le malade étant à cheval sur une chaise, les mains reposant sur les cuisses. Pour la région dorsale, il y aura avantage à faire croiser les bras, sans raideur.

S'il existe des bruits adventices, le diagnostic de tuberculose est fait en partie. En leur absence, on s'attachera à noter le caractère des vibrations, du murmure vésiculaire, de l'expiration et surtout de l'inspiration. Les pleurites discrètes du sommet, des scissures et des bases seront recherchées avec le plus grand soin. Ces résultats de l'examen stéthoscopique seront rapprochés des signes généraux et fonctionnels L'interprétation de ces renseignements ne peut être discutée utilement qu'au diagnostic.

L'observation, commencée au premier examen, sera complétée et devra mentionner, comme dans toute observation médicale, l'analyse des urines, l'examen des divers organes, l'histoire de la maladie et ses antécédents On prendra la pression artérielle. Le malade sera invité à fournir une fiche radioscopique ou radiographique et une consultation d'oto-rhino-laryngologie. Une marche d'épreuve sera exigée. Dans la mesure du possible, la capacité respiratoire sera évaluée.

En pratique médicale courante, nous aurons recours surtout à des examens bactériologiques plus fréquents, à la marche d'épreuve et à la radiologie.

Avant de discuter le diagnostic nous aurons à résumer les indications principales que peuvent nous fournir : 1° la pression artérielle ; 2° la bactériologie (v. p. 71) ; 3° les rayons X ; 4° la marche d'épreuve (v. p. 78).

Nous décrirons avec le diagnostic les formes cliniques courantes. Il nous suffira de rappeler ici que la tuberculose est d'abord ganglionnaire ou ganglio-pulmonaire et médiastinale chez l'enfant, qu'elle se comporte pendant un temps variable comme une maladie locale et latente. Ensuite survient une invasion par voie lymphatique dans la phtisie chronique, par voie sanguine dans la phtisie aiguë. Enfin, pour quelques auteurs, la lésion initiale ne se ferait pas au sommet, mais dans le lobe inférieur du poumon droit.

Cette lésion initiale guérirait, tout en laissant des traces, qu'on retrouve à l'autopsie (autopsie d'enfants, par Kuss). Pour Rist, l'ensemencement se ferait au sommet par la toux. A un âge plus avancé les plaques d'ensemencement débutent par les sommets. De petites lésions se produisent, qui peuvent se cicatriser, après ramollissement et petites cavernes. Des lésions nouvelles sont toujours possibles. L'allure générale de la maladie est des plus capricieuses et chaque tuberculeux semble réaliser un type à part. La guérison est extrêmement fréquente par transformation crétacée fibreuse et scléreuse. Les formes fibreuses et les scléroses diffuses peuvent redevenir évolutives et prédisposent à certaines complications. On voit donc combien il est indispensable en la matière de s'entourer de toutes les garanties. Quelles que soient les théories de l'attaque du poumon par le bacille, ce qui est indéniable, c'est le volume déjà grand d'une lésion qui se révèle par des bruits adventices et même par une simple submatité. Dans une maladie, théoriquement d'une longue durée, il n'est pas permis de mettre l'étiquette de tuberculose sur un cas suspect, sans s'être entouré de toutes les garanties que nous pouvons avoir contre les erreurs possibles. Ces réflexions ne sont pas superflues et nous les répétons à dessein, pour bien persuader le lecteur - étudiant ou médecin - que, plus l'examen sera complet, moins il perdra de temps avec son malade. Il arrivera pour ainsi dire automatiquement et sans peine à un diagnostic exact. Sa conscience sera mieux en paix et nous serons trop heureux d'y avoir contribué dans une petite mesure.

Pression artérielle. — La pression artérielle est basse chez les tuberculeux en général (au-dessous de 13 et 8 au Pachon). Au contraire, dans les formes fibreuses que nous avons observées en grand nombre parmi nos soldats, la pression basse ne s'observe presque jamais. On note souvent une hypertension qui indique que le processus de guérison dépasse le but, comme on l'a dit. De fait, l'asystolie par dilatation du cœur droit est une terminaison possible. La pression artérielle est donc surtout un élément de pronostic; la tension artérielle s'élève dans les cas favorables; elle fournit également une indication diagnostique, l'hypotension dénonçant souvent la tuberculose. A la limite de la sclérose et de la condensation, la pression nous renseigne utilement. Sur 100 malades du triage pris au hasard dans les observations du mois, 14 tuberculeux avérés avaient une pression maxima 10 à 13, minima 6 1/2 à 10.

Indice 1/2 à 2 1/2. Sur 42 proposés pour réforme temporaire, 25 avaient 13 ou 14 maximum, 17 avaient plus de 14. Les 44 proposés pour service auxiliaire ou service armé avaient plus de 14 maximum. (HYVERT).

Oto-rhino-laryngologie. — Pour l'auscultation, certains malades respirent trop fort Il suffit de leur conseiller de respirer par le nez. D'autres respirent très mal; dans ces deux cas, Lemoine et Sieur, Rist, etc., conseillent d'éliminer comme cause d'erreur les lésions naso-pharyngées, végétations, déviation de la cloison, hypertrophie des cornets. Une intervention corrige assez souvent l'insuffisance respiratoire Nombreux sont les individus qui ne savent pas respirer. Une lésion nasale n'est pas la seule cause possible de cette insuffisance, mais l'on doit y penser.

La laryngo-trachéite peut être causée par une affection du pharynx ou du nez. Les inflammations, qui frappent à la fois le naso-pharynx et le larynx provoquent de la toux, de l'expectoration et des modifications respiratoires qui peuvent en imposer, bien qu'il n'y ait, en pareil cas, ni bronchophonie, ni vibrations exagérées.

L'examen laryngé montre une infiltration de la zone interaryténoïdienne, tuméfaction mamelonnée ou lisse, gris perle ou jaune. Elle est constituée par des cellules embryonnaires et des cellules géantes contenant des bacilles. Sur 1400 malades, en quelques mois, 90 ont subi cet examen spécial avec profit.

Examen bactériologique (V. p. 27). — Nous avons décrit plus haut cet examen facile et d'un intérêt capital. Dans une forme aisément diagnostiquée, il n'est pas indifférent de savoir si le bacille ne se trouve que sur quelques lames, s'il pullule ou s'il est plus ou moins groupé en buissons. On facilite l'expectoration s'il y a lieu avec de l'iodure de potassium.

A la fin d'une grippe, d'une bronchite, qui n'en finissent pas, et dans tous les cas suspects, des examens multiples s'imposent. Qu'il existe une petite lésion bacillifère, au début, et que l'expectoration confirme, l'avertissement prend pour le malade une signification plus grande et c'est, pour l'entourage, une indication prophylactique. La présence du bacille signe, en une demi-heure, un diagnostic hésitant, qui pourrait exiger plusieurs semaines ou plusieurs mois d'observation. Des bacilles en buisson, des leucocytes, des mononucléaires nombreux font même penser à des formes graves.

Dumarest (in *Presse Médicale* du 6 juin 1918), estime qu'il serait abusif de ne considérer comme tuberculeux que les bacillaires, toute tuberculose active étant bacillifère, d'après Rist et Richet fils. Malgré les examens multiples, on peut se trouver en présence de foyers fermés, de tuberculose pleurale ou pleuro-pulmonaire, où de rares follicules tuberculeux sont enserrés, isolés et enkystés.

Les bacilles sont rares aussi dans la sclérose avec emphysème, dans les formes fibreuses dont l'évolution s'explique, soit par le peu de virulence du germe, soit par la résistance organique. Ils n'existent pas dans la sclérose cicatricielle inactive et éteinte. (1)

(1) Par une coïncidence assez curieuse, dans les trois services dont j'ai été le médecin-chef, pendant 20 mois environ, pour chacune des deux premières, j'avais vu 1.500 gazés ou vésiqués; dans mon ambulance, 1 500 malades ou blessés; dans mon hôpital et au 1er août 1918, 1.500 tuberculeux ou suspects de tuberculose, sans compter les tuberculeux examinés au sanatorium d'Angicourt et à Compiègne. Sur ces 1 500 suspects (plus de 2.000 au moment où nous corrigeons les épreuves), la proportion des bacillaires s'est maintenue entre 1 pour 5 et 1 pour 6.

Les symptômes généraux et fonctionnels conservent toute leur importance. Un diagnostic bactériologique positif confirme le plus souvent le diagnostic clinique; il impose les mesures prophylactiques sans discussion possible; il décèle un petit foyer qui a pu échapper au clinicien.

Mais un diagnostic négatif n'élimine pas, non plus, l'idée de tuberculose, et, comme le dit Dumarest, aucun moyen d'exploration, considéré isolément, n'est capable de conférer à lui seul la certitude. Dans la clinique de la tuberculose il n'existe aucun signe pathognomonique.

Au sanatorium militaire qui reçoit des tuberculoses confirmées, la proportion des non bacillaires est de 5 %. Mais dans un triage où il faut éliminer les non-tuberculeux, les faux tuberculeux, les formes incipientes, etc., nous avons la conviction que le chiffre des tuberculeux vrais et non bacillifères est très élevé. Il ne peut en être autrement. Chez des jeunes gens résistants, la maladie subit des temps d'arrêt, l'expectoration est parfois très peu dense, très peu épaisse ou même salivaire. Le bacille existe, il n'est pas expectoré.

Examen radiologique. — Très en progrès déjà vers 1914, la radiologie du poumon a bénéficié des multiples examens pratiqués pendant la guerre. Nous aurons, après les hostilités, de nombreux spécialistes familiarisés avec l'étude de la tuberculose à l'écran. Le phtisiologue aurait tort de négliger cet ordre de renseignements. Mais il faut bien s'entendre, si l'on veut éviter de nouvelles contradictions à ce sujet!

Les résultats cliniques et radiologiques ne sont pas dans tous les cas, rigoureusement concordants. Une interprétation diagnostique, basée sur l'expérience, reste indispensable. Bien conduite, cette interprétation aboutit chaque fois à des conclusions intéressantes.

Voici quelques exemples. On voit à l'écran des sommets parfaitement clairs, un poumon normal dans un cas suspect en clinique. La conclusion s'impose.

La radio nous montre souvent un sommet voilé. Evidemment, nous n'avons le droit de rien conclure C'est un problème qui se pose au clinicien de dire s'il y a sclérose, pleurite ou tuberculose.

L'examen radioscopique révèle des tuberculoses latentes, cicatrisées, oriente le diagnostic. Il met en valeur une petite lésion profonde qui avait échappé à l'auscultation, il indique la coexistence des lésions différentes, permet de suivre leur évolution; il découvre un pneumothorax, une interlobite, une adénopathie médiastinale, une modification du hile, des sinus et de l'amplitude du diaphragme, etc.

Sans entrer dans les détails, nous pouvons résumer quelques notions pratiques, toujours très utiles.

Rappelons tout d'abord l'image radioscopique d'un poumon normal. Celui-ci se présente sous la forme d'un champ triangulaire. On remarque une ombre médiane formée par le sternum, les organes du médiastin et la colonne vertébrale. L'ombre du hile normal du côté droit a la forme d'un croissant à corne inférieure allongée et oblique; celle du hile gauche est recouverte par le cœur. Les mouvements de la coupole diaphragmatique doivent être sensiblement égaux. Les sinus sont nets.

On fait tousser le malade si les sommets sont obscurs pour voir s'ils s'éclairent plus ou moins à la toux. Une respiration profonde permet d'étudier le jeu du diaphragme, sa mobilité, ses contours, ses sinus.

Dans les tuberculoses bien caractérisées, les résultats de la clinique et de la radiologie concordent généralement.

Les sommets restent voilés ou gris, même après la toux. Le parenchyme pulmonaire apparait plus ou moins tacheté et pommelé. Rien n'est plus curieux, pour un praticien expérimenté, que de comparer le rayon et l'auscultation. Bien souvent c'est le rayon qui permettra de bien localiser des foyers actifs, d'en préciser l'étendue, d'en suivre l'évolution. Les cavernes se présentent sous la forme de zones opaques à centre clair. Les « bulles claires » ne seraient pas le seul aspect des cavernes non calcifiées. On a récemment décrit des lésions cavitaires ayant l'aspect « mie de pain » ou nid d'abeille. Une caverne qui contient du pus paraît très sombre. Si l'on suit la marche de la maladie, on peut constater l'extension des pommelures vers les bases, des cavernes se montrent au sommet ou ailleurs. Il n'est pas rare que la radio découvre les petites cavernes inaccessibles à l'examen stéthoscopique Sous cette réserve, les discordances cliniques et radiologiques existent dans les tuberculoses les moins discutables : le dernier mot reste à la clinique.

Dans les cas douteux il y a lieu d'interpréter les résultats radiologiques. Un sommet voilé comme nous venons de le dire plus haut, fait penser soit à la sclérose, soit à la pleurite, soit à la tuberculose.(1)

S'il s'agit d'une sclérose inactive, tous les

(1) Sergent, Beauchant, Pierry, Merklen, etc. (V. *Bibliographie*).

examens sont négatifs. L'auscultation et la percussion précisent l'obscurité respiratoire. Dans la pleurite, des frottements discrets, etc., des symptômes généraux et fonctionnels variables permettent le diagnostic. Des modifications respiratoires et les divers symptômes généraux et fonctionnels signent la tuberculose.

De même l'interprétation diagnostique est indispensable dans les tuberculoses avortées ou guéries. On trouve des ombres de foyers cicatriciels, des taches nummulaires, des ganglions calcifiés, des zones claires d'emphysème compensateur, une obscurité du sommet. « Il s'y joint parfois, écrit Barjon, dans son traité de radiologie, un peu d'épaississement des interlobes, un défaut de développement des sinus costo-diaphragmatiques et une diminution d'amplitude des mouvements respiratoires. Il n'est pas rare de noter aussi des rétractions du thorax, des déviations du médiastin, de l'aorte et de la trachée ». On étudie les formes latentes au niveau du hile, des scissures, des sinus; le cœur est souvent petit. Dans les scléroses pleuro-pulmonaires, il est en général facile de noter la symphyse, l'obscurité de la région sclérosée, la réduction du champ pulmonaire, le déplacement du médiastin au cours des inspirations.

Dans l'emphysème, au contraire, une clarté excessive et bilatérale est nettement caractéristique. L'ombre hilaire est élargie et étalée. Les espaces intercostaux sont agrandis; les sinus sont moins profonds.

Dans l'emphysémato-tuberculose et dans la sclérose-emphysème des zones claires s'opposent vivement aux zones obscures.

Il n'est pas besoin d'insister sur l'utilité de la radiologie pour l'étude des pleurésies purulentes, enkystées, interlobaires et diaphragmatiques ; l'écran permet de reconnaître des réactions pleurales moins importantes, de caractériser un abcès, un cancer du poumon, d'éviter la confusion entre la pleurésie et les kystes. On lui doit souvent la découverte d'un pneumothorax limité. Il guide le clinicien qui se propose de provoquer un pneumothorax artificiel. Dans le pneumothorax l'épanchement gazeux est très clair, à l'examen, le liquide, s'il y a lieu, est opaque et plus ou moins mobile.

Nous recommanderons à ceux qui pratiquent un examen radiologique du poumon pour la première fois, de procéder par zones et de ne pas s'en laisser imposer par les ombres de projection des organes. Les données d'un opérateur novice augmentent les chances d'erreur ; mais le spécialiste expérimenté qui reste en collaboration avec le clinicien rend des services considérables en phtisiothérapie. Les indications ainsi obtenues ne présentent pas seulement un intérêt scientifique, elles viennent en aide au diagnostic, au pronostic et, par suite, au traitement même. La radiographie, malheureusement très coûteuse en ce moment, permet d'éviter les indications erronées de la radioscopie mal faite. En radioscopie, tel opérateur donne 86 % de fiches concordantes et tel autre 40 % !

Marche d'épreuve.

La marche d'épreuve, par elle-même, n'a pas une signification diagnostique très sûre. Elle est souvent positive chez des préphtisiques et négative chez de grands tuberculeux. Ses températures sont parfois paradoxales. Il ne faut donc leur attribuer qu'une importance d'interprétation en la rapprochant des autres éléments d'investigation Mais les indications, interprètées judicieusement, ne sont nullement négligeables. Chez un suspect, chez un préphtisique, une marche d'épreuve positive apporte une précision nouvelle et non sans valeur. Elle n'éveille pas les mêmes craintes que l'emploi des tuberculines et nous avons pu l'utiliser au triage de la 13e Région.

Mais où cette épreuve acquiert son plus haut intérêt pratique, c'est dans la période d'entrainement physique du tuberculeux en voie de guérison. Une augmentation d'un demi-degré, une heure après la marche, dénote déjà une réelle fatigue.

La température est prise au départ, rectale. Le malade, surveillé, doit faire quatre kilomètres et demi environ, en une heure. On reprend la température au retour et de vingt en vingt minutes dans l'heure de la rentrée. Le dernier chiffre, soixante minutes après la marche, doit correspondre à la température normale chez un sujet sain.

Le diagnostic.

On admet généralement qu'il est très facile de porter un diagnostic de tuberculose avec des bruits adventices, bien caractérisés. Les tuberculoses précoces, au contraire, ne seraient dépistées que par des spécialistes entraînés et... ainsi mieux disposés à une sorte d'auto-suggestion stéthoscopique ! La première opinion est vraie, avec quelques réserves. La seconde est entièrement fausse.

Dans une tuberculose avérée, les causes d'erreur, en principe, sont assez réduites. Elles n'en subsistent pas moins. Il suffit de rappeler la confusion possible avec des kystes, avec des abcès, avec des lésions cancéreuses ou syphilitiques, etc. Il n'est donc pas inutile d'utiliser tous nos moyens d'investigation. De plus, une tuberculose évidente se traduit assez souvent, chez un même sujet, par des signes variés en rapport avec des lésions anatomiques différentes. Ces lésions sont d'importance et de gravité variables. Elles n'ont ni le même âge, ni le même caractère évolutif. Les localisations apicales les plus nettes ont besoin d'être confirmées par les divers examens que nous venons de passer en revue dans les pages précédentes. Il ne suffit plus de dire : râles humides au sommet droit, donc ramollissement. Le diagnostic n'a de valeur que s'il est complet. Et le rôle du clinicien ne prend fin qu'après une connaissance approfondie : 1° de l'état des poumons et de la plèvre, région par région ; 2° du caractère évolutif ou non ; 3° de la forme clinique, c'est-à-dire de la prédominance du processus caséeux, fibreux ou du processus de sclérose, de crétification. Le pronostic et le traitement sont étroitement et absolument liés à ce renseignements. On sait que des lésions récentes, isolées, ont beaucoup plus de chances de guérir, toutes choses égales d'ailleurs, que des lésions récentes surajoutées à des foyers anciens. Les scléroses diffuses, la transformation fibreuse, le réveil de foyers qu'on croyait éteints, compliquent singulièrement la question.

Le diagnostic précoce paraît plus délicat, mais le phtisiologue n'a plus la prétention de monopoliser le dépistage des tuberculoses incipientes. Les progrès récemment réalisés à ce point de vue facilitent la tâche du praticien. En se mettant un peu d'accord sur les mots, chacun de nous est à même de porter un diagnostic exact bien avant l'apparition de tout bruit adventice. Nous venons d'examiner les éléments du diagnostic, le lecteur voudra bien s'y reporter. Nous ne voulons que rappeler ici l'habitude bonne à prendre d'ausculter point par point, le thorax mis à nu, en s'aidant du stéthoscope, *en faisant tousser le malade aussi souvent que possible.* Pour tout suspect, et pour tout tuberculeux on devra insister, dans l'examen stéthoscopique, sur chaque zone intéressante : *sommets, zone d'alarme, scissures, bases, gouttière interscapulo-vertébrale, partie interne des fosses sous-claviculaires*, etc.

Le premier examen doit être provoqué, dans les familles, à propos de toute bronchite persistante, surtout de type unilatéral, après une grippe suspecte et qui traîne et enfin dans les divers états d'asthénie ou d'amaigrissement progressif et sans cause, etc. Dès cette consultation, les symptômes généraux et fonctionnels méritent de retenir l'attention.

N'oublions jamais que des signes stéthoscopiques nets correspondent à des lésions déjà très étendues. Une simple modification respiratoire, un changement de timbre ou de tonalité dans l'inspiration, l'une des étapes de Grancher, etc., voilà des signes initiaux très importants. On demande au suspect un examen radiologique et, sans craindre de l'effrayer, un examen bactériologique. Son observation médicale est complétée avec marche d'épreuve, pression artérielle, etc. Quand arrivent les résultats des examens, le diagnostic devient facile plus de neuf fois sur dix, et cela pour n'importe quel praticien. Il est porté, dans une dernière consultation, tous éléments en mains.

Certes, il y aura lieu d'*interpréter* les premiers signes sans aucune idée préconçue. C'est une expérience vite acquise. Nous donnerons quelques exemples, choisis parmi les plus fréquents.

Un jeune homme suspect, placé en milieu contaminé, se présente avec de l'amaigrissement, de la micropolyadénite, des douleurs thoraciques, etc. La présomption de préphtisie est sérieuse, sans qu'on ait la moindre prévention. Au niveau d'une zone d'alarme ou sous le tiers interne sous-claviculaire d'un côté l'inspiration est rude. La marche d'épreuve est positive même sans toux, sans expectoration, sans bacilles, on doit porter le diagnostic de tuberculose.

Un autre malade se présente avec une petite toux sèche, persistante, modification inspiratoire, fébricule, voile radiologique d'un sommet, pression artérielle peu élevée, etc., même sans toux, sans expectoration, sans bacilles, on doit porter le diagnostic de tuberculose.

Un troisième malade se présente avec une légère obscurité des sommets disparaissant à la toux. Son état général est satisfaisant. Il est apyrétique. L'examen bactériologique est positif, recherche conseillée après une bronchite d'allure banale, le résultat est une véritable révélation. La radio montre une toute petite lésion cavitaire. Même avec des symptômes généraux et fonctionnels très réduits, les mesures prophylactiques s'imposent. On doit prévenir le malade et porter le diagnostic de tuberculose.

Un cinquième malade se présente avec une obscurité des sommets constatée à l'écran et à l'examen clinique. Symptômes généraux et fonctionnels nuls. Tous autres examens négatifs, il est permis de porter le diagnostic de sclérose torpide ou cicatricielle en s'aidant à nouveau du rayon.

Un sixième malade se présente avec des signes cliniques plutôt négatifs, une pression artérielle assez élevée, il crache très peu. Par une auscultation méthodique pratiquée avec le stéthoscope on découvre à la toux un petit foyer suspect. Que l'examen bactériologique soit positif ou non il est permis de porter le diagnostic de tuberculose fibreuse non guérie, etc.

Un septième malade se présente avec un voile au sommet très net à l'écran. Trois questions surgissent aussitôt. Est-ce de la sclérose? de la condensation? de la pleurite du sommet? Ce diagnostic précoce est des plus intéressants, et, en somme, il n'est bien connu que depuis quelque temps. S'il y a vraiment sclérose ou lésion cicatrisée, il s'agit d'une tuberculose inactive ou éteinte, les vibrations sont abolies ou augmentées, l'obscurité respiratoire est constante, les symptômes généraux sont nuls, les symptômes fonctionnels sont insignifiants ou n'existent pas. Au cas de tuberculose, les vibrations sont augmentées, l'expiration est rude ou soufflante, on peut même entendre quelques craquements ou râles, les symptômes généraux et fonctionnels ne font pas défaut. Au cas de pleurite du sommet, la palpation et la percussion nous renseignent mal ; mais, comme dans la sclérose, le murmure vésiculaire est diminué ou silencieux, des frottements légers s'entendent et signent le caractère évolutif de la pleurite. Le sommet s'éclaire à la toux ce qui ne se produit pas quand il est infiltré. Il ne s'éclaire pas, il est vrai, dans la symphyse complète. A certains moments, des symptômes généraux et fonctionnels accompagnent les pleurites ; on ne les retrouve pas dans la sclérose cicatricielle. Nous verrons plus loin comment il faut comprendre la sclérose diffuse. Dans cet exemple d'un problème posé par la radiologie, l'examen clinique a conservé son rôle de premier plan. Ce rôle n'est en rien diminué du fait de l'importance acquise par nos autres moyens d'étude de la tuberculose. Mais ces moyens éclairent ou confirment la clinique.

Enfin un dernier malade se présente avec les signes cliniques de l'emphysème, inspiration humée, expiration prolongée un peu trop soufflante ou rude. Pas de bacilles dans l'expectoration. A l'écran l'image pulmonaire est claire, sauf aux sommets, les espaces intercostaux sont légèrement agrandis. Les sinus ne sont pas bien nets. La marche d'épreuve est positive, subfébricité. L'obscurité des sommets, l'accentuation des signes stéthoscopiques à leur niveau, la subfébricité permettent de porter le diagnostic de syndrome d'emphysémato-tuberculose.

Avec les nombreux malades que nous

voyons chaque jour, nous pourrions multiplier ces exemples. Les types élémentaires et courants que nous venons de schématiser suffisent pour montrer comment il convient d'interpréter les divers éléments du diagnostic.

De même qu'aucun signe clinique n'est pathognomonique, de même chaque élément pris à part n'a aucune valeur. Le diagnostic au contraire acquiert toute sa signification s'il se dégage naturellement de l'ensemble des constatations opérées Dans ces conditions, personne ne peut plus admettre une simple consultation en 10 minutes pour l'examen d'un tuberculeux vrai ou suspect. Ainsi que le dit Sergent « un coup d'oreille » ne suffit plus, si bien donné, si bien placé soit-il. Il est impossible de faire un diagnostic séance tenante « sur le siège » après le petit examen stéthoscopique habituel. Rien n'est plus vrai. Rien ne mérite mieux d'être retenu. Il est entendu que tous nos procédés d'investigations ne sont pas indispensables au même titre ; mais leur réunion supprime à coup sûr de multiples causes d'erreur. N'oublions pas que la guerre aura exercé de nombreux spécialistes ; leur avis ne sera jamais inutile. *En clientèle de campagne, les examens bactériologiques deviendront certainement plus fréquents. Par contre, et bien qu'il soit possible d'aller à la ville voisine, les examens radiologiques et d'oto-rhino-laryngologie seront limités aux cas douteux.*

En pratique, il sera de plus en plus facile de faire analyser des crachats, d'obtenir une ou plusieurs fiches ou images radiologiques un bon examen du rhino-pharynx ou du larynx.

Les autres épreuves nous appartiennent. C'est une éducation médicale nouvelle à acquérir Elle est logique Elle est nécessaire, médecins et malades doivent retirer une impression de certitude d'une décision médicale entourée de telles garanties. En multipliant les examens bactériologiques on découvre un plus grand nombre de foyers contagieux. Dans les cas douteux, on exigera un minimum de trois recherches directes du bacille dont l'une avec homogénéisation. La présence du bacille dans l'expectoration ou dans les selles, quand les crachats sont déglutis, caractérise au plus haut point la tuberculose et la tuberculose contagieuse. Mais bien des tuberculeux ne crachent pas de bacilles à un moment donné, un examen bactériologique négatif est donc très loin d'avoir l'importance diagnostique d'un examen positif. Pour n'avoir pas de bacilles dans ses crachats un tuberculeux n'en est pas moins tuberculeux. Avec la clinique, la radiologie, la température, etc., nous pouvons à la rigueur négliger un résultat négatif au microscope. Cependant Rist et Richet fils exagérant une vérité, admettent que toute tuberculose active est bacillifère; théoriquement rien n'est plus exact. Le bacille étant la cause première du follicule tuberculeux, sa présence dans le follicule est certaine et de petites lésions jeunes, voisines des bronchioles s'ouvrent parfois de très bonne heure dans ces ramifications bronchiques. Dans la période de ramollissement et de cavernes l'expectoration est le plus souvent bacillifère.

Il n'en est pas moins vrai que les tubercules peuvent rester à l'état de lésions locales tout en passant par leurs diverses phases et de nombreuses tuberculoses restent fermées pendant longtemps après avoir été ouvertes. Les bacilles sont très rares — et par suite ils sont expectorés très rarement dans les tuberculoses pleurales fibreuses, sclérosantes ou encore en voie de crétification et, en ce dernier cas,.ils peuvent s'enkyster avant de disparaitre. On ferait fausse route dans la lutte antituberculeuse en perdant de vue ces vérités évidentes. Avec des examens multiples et bien faits, le bacille peut ne pas exister même dans une variété active. Mais on doit persévérer dans les recherches. Et comme on le rencontre, dans ces conditions, plus souvent qu'autrefois, il n'est pas permis de négliger ce grand signe de la forme contagieuse. Nous lui devrons plus d'autorité pour nos prescriptions d'ordre prophylactique. Pendant notre passage au sanatorium d'Angicourt, avec M. Duballen, comme médecin-chef, un ami convaincu et très éclairé de nos tuberculeux militaires ou civils, les examens bactériologiques n'étaient négatifs que dans la proportion de 5 %. Dans mon service de triage, qui comptait plus de 40 % de non tuberculeux, les examens bactériologiques, d'ailleurs trop limités, ont donné 735 résultats positifs sur 2.769 observations.

Quelques auteurs ont voulu voir aussi des faux tuberculeux partout. Après ceux qui exigeaient la présence de bacilles pour affirmer la tuberculose, d'autres accusaient les lésions du rhino-pharynx d'induire en erreur les cliniciens. On ne saurait nier que l'oto-rhino-laryngologie permette de trier et de guérir quelques suspects. Après intervention, l'insuffisance respiratoire s'atténue peu à peu, en particulier dans les cas de déviation de la cloison, d'hypertrophie des cornets, etc. Sur un premier lot de 1.400 malades, 90 ont eu besoin du spécialiste d'oto-rhino-laryngologie, 10 ont été opérés, plusieurs ont été revus au retour d'une convalescence prolongée. Cinq ont été améliorés par le traitement. L'avis du spécialiste ne fut jamais inutile, mais ces chiffres *plutôt faibles* montrent combien il serait regrettable d'aller trop loin dans cet ordre d'idées. Le désir de sauvegarder les effectifs militaires est très légitime; mais, après la guerre, ces opinions un peu spéciales seraient profondément nuisibles à notre cause commune. Il vaut mieux étiqueter à tort tuberculeux, un malade suspect, pendant la courte période d'un diagnostic hésitant que de méconnaître une tuberculose existante qui sera *bientôt contagieuse* tout en *restant trop longtemps méconnue*. Dans l'intérêt du pays et sans vouloir verser dans la tuberculomanie, nous préférons de beaucoup l'opinion de ceux qui estiment que tout individu qui paraît suspect à un médecin expérimenté, a des chances sérieuses d'avoir cette maladie. Fort heureusement, 99 fois sur 100, les procédés d'examen pris dans leur ensemble nous faciliteront la tâche. Et les autres considérations deviennent dès lors entièrement secondaires.

Nous avons résumé les signes de la période de germination, les signes du ramollissement et les signes cavitaires (Voir p. 52 et suivantes).

Le diagnostic clinique, pour les débutants surtout, peut être simplifié. Bruits adventices : foyers de ramollissement ou foyers cavitaires. Pas de bruits adventices. Il suffit, pour ne pas s'égarer, dans le diagnostic d'un cas suspect, de distinguer nettement la sclérose, la condensation ou la pleurite du sommet.

SCLÉROSE CICATRICIELLE	Submatité. Obscurité respiratoire. Parfois inspiration sèche ou rude. Expiration normale. Apyrexie. Marche d'épreuve négative. Tension normale. Voile radioscopique apical. Pas de signes fonctionnels. Pas de bacilles.

CONDENSATION

Vibrations augmentées.
Submatité.
Respiration faible ou obscure.
Respiration rude ou fixe, grave.
Expiration faible ou saccadée.
Tonalité de l'inspiration plus élevée, avec les progrès de la condensation.
Expiration plus prolongée.
Subfébricité.
Marche d'épreuve positive.
Pression artérielle plutôt faible
Radioscopie souvent positive.
Pas de bacilles.

PLEURITE DU SOMMET

Vibrations normales ou abolies.
Percussion variable.
Radioscopie variable.
Température variable.
Obscurité respiratoire.
Léger frottement dans les cas aigus ou subaigus.

Citons quelques diagnostics différentiels également classiques : Kyste hydatique (rejet de membranes, éosinophilie, réaction de Weinberg) ; abcès du poumon (pneumonie antérieure) ; pseudo-tuberculose (aspergillose, pneumokoniose) ; syphilis (réaction de Wassermann) ; pleurésies purulentes, interlobaires (ponction, vomique) ; bronchite chronique, dilatation bronchique, etc. A côté des moyens d'investigation décrits, nous possédons d'autres procédés également très scientifiques, dont les uns sont trop théoriques et les autres sont trop spéciaux ; il ne nous appartient pas de les décrire ici. Nous nous contenterons d'en citer quelques-uns parmi les plus pratiques.

L'oculo-réaction ou réaction conjonctivale caractérise les tuberculoses non éteintes par réaction locale des foyers. Une goutte de la solution fraiche de tuberculine à 0,30, 0,50 ou 1 °/₀ est instillée dans l'œil. Kuss tâte, au préalable, la sensibilité du malade par une intradermoréaction faible avec $\frac{1}{10.000}$ de milligramme de tuberculine précipitée. La réaction oculaire est positive de la 6e à la 12e ou la 15e heure. La cuti-réaction avec la solution au centième, provoque de l'induration rouge après 10 à 12 heures et se maintient pendant 2 à 3 jours. Elle n'a pas la valeur de la précédente. Dans l'intradermo-réaction de Mantoux on injecte dans le derme un centième de milligramme de tuberculine; au bout de 24 heures, si la réaction est positive, on observe, au niveau de la piqûre, un nodule enflammé grand comme une pièce de 2 à 5 francs.

Quant à *l'injection de tuberculine* elle ne constitue pas un procédé qui mérite d'être vulgarisé. Elle trouve son indication pour le diagnostic des ulcérations et des gommes, qu'il faut distinguer des manifestations cancéreuses et syphilitiques. Elle acquiert une signification quand une dose faible détermine une élévation de température, mais elle a bien plus de valeur pour écarter l'idée de tuberculose, quand de fortes doses ne provoquent aucune modification thermique.

Dans la *séro-réaction* d'Arloing et Courmont, on mélange dix ou quinze gouttes de culture homogène de bacille de Koch et une ou deux gouttes de liquide pleural par exemple, puis on note à l'œil nu l'agglutination; dans les trois quarts des pleurésies tuberculeuses on la constate. La cytologie d'un liquide pleural permet de noter la prédominance des lymphocytes ; des placards endothéliaux, au contraire, caractérisent une plèvre saine. Celle-ci, dans les pleurésies tuberculeuses avancées, est moins perméable au bleu de méthylène. Dans l'inoscopie de Jousset, le coagulum fibrineux, liquéfié par digestion artificielle et centrifugé, donne des bacilles dans 70 % des cas.

L'albumo-réaction de Roger et Levi Valensi sert au diagnostic précoce en caractérisant l'albumine dans l'expectoration. Mélanger parties égales d'eau distillée et de crachats fraîchement émis et ne contenant aucune trace de sang. Filtrer lentement le coagulum et caractériser l'albumine dans le filtrat. Ajouter dans le mélange, avant de filtrer, cinq gouttes d'acide acétique pour éliminer la mucine. Rechercher par les procédés ordinaires ou avec la solution de ferrocyanure.

Diagnostic du caractère évolutif. — Le malade est tuberculeux. Une nouvelle question se pose : est-ce une tuberculose en période d'évolution ? Et, s'il s'agit d'une forme confirmée, quel est le diagnostic de la poussée tuberculeuse ? Il importe au plus haut point de mettre en lumière les réponses à toutes ces questions. Tous les échecs dans le traitement, toutes les contradictions entre médecins s'expliquent par l'expérience des uns et l'inexpérience des autres. L'enseignement ne prévient pas encore cette confusion. Nous allons voir combien il est facile de s'entendre au grand bénéfice de tous. Prenons, d'abord, la poussée tuberculeuse. Cette dernière n'a rien de commun avec la *poussée congestive*. Celle-ci n'est pas causée par les poisons bacillaires ; elle relève de causes extérieures. Tantôt c'est un traumatisme, un refroidissement, un coup de chaleur, qui la provoque ; tantôt elle est en rapport avec la menstruation, les troubles digestifs, la fatigue physique ou morale. Elle s'observe, en particulier, chez les neuro-arthritiques. Elle est justiciable de la révulsion locale ou à distance, de l'ipéca, de la quinine et des vasoconstricteurs.

La *poussée tuberculeuse*, plus importante, dépend, au premier chef, des poisons bacillaires et de leur virulence, mais aussi de tous les antécédents, héréditaires ou acquis, du terrain en un mot. « Chaque tuberculeux réalise, en quelque sorte, une forme morbide, qui lui est propre » (Bard), et l'élévation thermique s'explique, non seulement, par l'activité des bacilles, mais aussi par des réactions strictement individuelles. On comprendra toute la gravité du problème, si l'on veut réfléchir aux conclusions, que sa solution comporte. Pour tout malade, qui veut guérir, l'immobilité et la cure de repos sont de rigueur pendant une poussée tuberculeuse. Il faut donc que la conviction de cette nécessité pénètre dans l'esprit du praticien, qui aura besoin de toute l'autorité, que lui donne cette conviction, pour obliger le malade à cesser toutes ses occupations.

C'est le caractère évolutif et la répartition des poussées qui, d'autre part, précisent la marche de la maladie, tout en nous donnant des indications pronostiques indiscutables. Les spécialistes multiplient les signes évolutifs : hémoptysies, anorexie, sueurs, perte de poids, fièvre, abaissement de la pression artérielle, pouls accéléré, douleurs thoraciques. Les symptômes généraux et fonctionnels et les pleurites à répétition jouent évidemment leur rôle dans le diagnostic de la poussée tuberculeuse. Dans la pratique, la fièvre, à elle seule, constitue le renseignement le plus précieux. Une élévation thermique durable, à type presque toujours vespéral, est suffisamment caractéristique. Sa durée est parfois très longue et peu se compter par mois. Elle a une tendance spontanée à la guérison, après ce long délai, ce qui doit rendre circonspect dans les essais thérapeutiques.

La tuberculose active est autre chose ; c'est elle, qui s'accompagne de plusieurs symptômes généraux et fonctionnels et se montre bacillaire suivant les idées de Rist, Richet fils, etc.

Au moment de la dernière correction de ces épreuves (janvier 1919), Sergent étudie ces diverses questions dans un article de la plus haute importance, article paru dans le *Journal médical* de décembre 1918.

L'auteur démontre qu'il n'existe pas d'élément pathognomonique de l'état d'activité ou de non-activité d'une tuberculose pulmonaire chronique confirmée. Il analyse et critique dans ce travail les divers éléments d'appréciation « leur réunion en bloc ou en nombre important, contient la présomption de grande probabilité sur laquelle peut et doit se baser le clinicien. » Voici quelques-uns de ces éléments pour affirmer la non-activité *à une date donnée* : fixité des signes physiques de localisation, constatée par une série d'examens régulièrement espacés s'échelonnant sur une durée de plusieurs mois au moins ; sclérose des sommets, pleurite apicale adhésive, atténuation de la réaction myotonique du trapèze (signe de Loeper), disparition de la douleur spontanée ou provoquée, apyrexie au repos et réaction normale à la marche, constance du poids, appétit conservé et digestion normale, tension artérielle normale ; indifférence générale et locale à l'épreuve de l'iodure. Pas de bacilles.

Diagnostic de quelques formes anatomiques. — Les livres classiques ne décrivent pas ou ne groupent jamais ensemble les formes cliniques de la tuberculose pulmonaire chronique, dans leurs rapports avec les lésions qu'elles expriment. En d'autres termes, nous lirons partout d'excellentes observations sur la tuberculose suivant les âges, le sexe, le tempérament; les formes anatomiques ne sont pas mentionnées. Loin de nous, la prétention d'établir des cadres nosologiques nouveaux, acceptables dès aujourd'hui par tous. Nous savons que de nombreux confrères désireraient voir un maitre en phtisiologie, schématiser quelques types anatomiques fréquents en clientèle. Qu'il nous suffise d'être l'écho de ces désirs Aujourd'hui, pressé par le temps pour ce travail, écrit en deux mois de travail très irrégulier, nous ne pouvons qu'esquisser un essai utile, fondé d'ailleurs sur une expérience personnelle assez étendue.

Dans les *formes incipientes*, les tubercules sont isolés ou plus ou moins disséminés; la lésion anatomique n'a pas encore pu, pour ainsi dire, prendre corps. Donc, pas de bacilles, pas de voile au sommet à la radio, pas d'hypotension marquée, signes stéthoscopiques réduits portant sur de petites différences aux points symétriques de l'hémithorax droit ou gauche, obscurité respiratoire, affaiblissement du murmure vésiculaire, inspiration rude et plus tard expiration rude et prolongée. (Voir les signes de la tuberculose précoce, p. 52).

Les réactions locales du poumon contre l'attaque bacillaire modifient sa *densité* au point de la lésion initiale. Suivant les *degrés* de cette modification, on peut trouver de la submatité, une augmentation progressive des vibrations, une inspiration qui s'affaiblit, mais dont la tonalité s'élève, et même une expiration rude et prolongée. La bronchophonie se manifeste avec un degré de condensation déjà sérieux et, avec elle, le signe de

Guéneau de Mussy de la transonnance thoracique apparait assez souvent et plus précoce qu'on ne l'enseignait jusqu'ici. Déjà, en pareil cas, et depuis un temps variable, le syndrôme préphtisique existe plus ou moins complet.

Si 95 % des habitants des grandes villes ont été tuberculisés à une époque de leur vie, il faut admettre que la tuberculose est la plus curable des maladies et la plus curable spontanément. Les guérisons se chiffrent, en effet, par plus de 80 %. Aussi, chez l'adulte, les voiles du sommet sont extrêmement fréquents. Or nous avons vu que cette obscurité apicale n'est pas nécessairement de la tuberculose et correspond aussi à la sclérose cicatricielle. Dans la tuberculose abortive, les tubercules ne se développent pas ou n'ont nulle tendance à s'agglomérer. Les cas anatomiques de ce genre, avec sclérose, crétification, etc., sont trop variables pour correspondre à une forme anatomique type. Pratiquement, on peut affirmer qu'il s'agit de *tuberculose abortive*, quand tous les examens sont négatifs, qu'il n'existe pas de symptômes généraux et fonctionnels et qu'il ne persiste qu'un peu d'obscurité respiratoire ou une inspiration rude localisée.

A part quelques exceptions d'induration très limitée et très ancienne, la *tuberculose à prédominance d'induration* ne peut pas être toujours considérée comme une forme anatomiquement torpide. Dans les noyaux indurés de tuberculose semblant éteinte, l'autopsie a permis de retrouver des bacilles. Les poisons bacillaires se manifestent, du reste, par les signes généraux, habituels et plus ou moins marqués. A l'examen stéthacousique, les vibrations sont peu ou pas modifiées, l'inspiration est rude et parfois l'expiration également. Le murmure vésiculaire peut être diminué dans la zone d'induration et augmenté dans la zone voisine.

La *tuberculose fibreuse* est tantôt une forme particulière, tantôt une forme de guérison relative. On l'observe surtout chez les arthritiques; elle s'explique pathogéniquement par une virulence atténuée des germes sur un terrain peu favorable à leur développement. La tuberculose fibreuse n'est nullement exempte de manifestations graves. Tantôt la transformation fibreuse dépasse le but et l'on note de l'hypertension, des lésions du cœur droit, qui aboutissent à l'asystolie. Tantôt des foyers qui paraissaient éteints, se réveillent; l'expectoration redevient bacillifère, la fièvre reparait, accompagnée de plusieurs symptômes évolutifs. L'expectoration, qui était salivaire, prend une consistance plus épaisse. Cette forme ne doit pas être confondue avec les scléroses. Elle se développe suivant un « processus constructif et progressif » avec une expectoration plus ou moins fibreuse, muqueuse, mousseuse ou muco-purulente, dyspnée nocturne, respiration plutôt rapide le jour; vibrations variables, disparition du murmure vésiculaire, souffles de compression, râles congestifs, etc. La tuberculose fibreuse, pleurogène ou dense, est peu bacillaire et favorise l'enkystement

La *sclérose pulmonaire cicatricielle* donne des signes stéthoscopiques et radiologiques semblables à ceux de la tuberculose fibreuse non évolutive. L'inspiration peut être sèche ou rude, l'expiration est normale. Tous les examens sont négatifs.

Par contre, les *noyaux crétacés* constituent la guérison anatomique.

En dehors de la sclérose diffuse étudiée plus loin, certaines lésions sclérosées font croire à tort à la guérison, les rechutes restent toujours possibles. Il importe donc de prolonger l'observation pendant plusieurs mois.

Il n'est pas douteux qu'un grand nombre de *réactions pleurales*, de type variable, sont de nature tuberculeuse. La plupart des pleurésies méritent d'être considérées jusqu'à confirmation contraire par l'évolution ultérieure vers la guérison absolue, comme suspectes. On admet leurs effets bienfaisants, en certains cas ; une pleurésie séro-fibreuse qui ne s'accompagne d'aucuns symptômes dans les quatre années suivantes a de grandes chances de rester une affection non tuberculeuse. Il en est rarement ainsi; la tuberculose éclate assez souvent dans les premières années. Les *pleurites* sont en général mais non toujours des tuberculoses très discrètes sur un terrain résistant : les sommets apparaissent gris ou voilés à l'écran radioscopique ; on constate de la submatité, de la diminution du murmure vésiculaire, une tension artérielle moins élevée que dans la tuberculose fibreuse, mais au-dessus de la moyenne observée chez les tuberculeux. La pleurite apicale de Sergent, avec obscurité respiratoire à l'un des sommets, submatité, quelques frottements très fins, avec ou sans adénite sus-claviculaire et inégalité pupillaire, est de description récente. Certaines *pleurites du sommet* présentent les signes ci-dessus mais le sommet, s'il est voilé, s'éclaire à la toux. Les *pleurites scissurales* de Pierry sont caractérisées par des « bruissements » tout à fait spéciaux qu'il suffit d'avoir entendu une fois pour les retrouver bien plus aisément dans les examens ultérieurs. Quant aux *interlobites* de Sabourin, elles indiquent plutôt un début de tuberculose et la radio rend les plus grands services pour les dépister. Les *pleurites de la base* sont d'une extrême fréquence dans les tuberculoses confirmées. On s'en convaincra en les recherchant systématiquement et parfois très bas. La tuberculose pleurale n'en a pas moins un pronostic assez souvent favorable par enkystement des follicules avec ou sans symphyse.

Les *syndrômes* de *sclérose-emphysème* et d'*emphysémato-tuberculose* correspondent, le premier à des lésions anatomiques d'emphysème et à une sclérose variable qui peut traduire une guérison tuberculeuse ou non tuberculeuse (ancienne affection pulmonaire)

Il arrive qu'on pense à la tuberculose avec l'expiration prolongée et une inspiration humée de l'emphysème, mais alors la radioscopie indique une obscurité du sommet contrastant avec la clarté des autres régions sous-jacentes, qui est plus grande qu'à l'état normal. Ces deux syndrômes nous ont vivement intéressé dans notre service de triage. Ils mériteraient à eux seuls une étude complète et qui, certes, ne serait pas sans profit.

La *sclérose diffuse*, beaucoup plus complexe, souvent bilatérale, s'accompagne d'une insuffisance respiratoire plus grande, mais elle aussi, s'immobilise, ou au contraire, présente à côté des zones scléreuses, d'autres zones actives avec foyers de râles, les signes évolutifs confirmant l'auscultation. On observe, en pareil cas, les symptômes plus ou moins associés de la sclérose vraie et des lésions pulmonaires non sclérosées. Les vibrations sont augmentées, l'expectoration est rare, surtout si la sclérose prédomine; le silence respiratoire conserve toute sa valeur. On note des régions mates, des craquements, des frottements, des souffles de compression, de la dyspnée, etc. L'évolution varie, suivant la tendance qui l'emporte, en l'espèce, tendance soit vers la transformation seléreuse, soit vers la transformation caséeuse, ce qui est moins fréquent.

Dans les formes ci-dessus l'expectoration est rare et parfois nulle. Il n'en faut pas moins multiplier les recherches bactériologiques et, si les crachats sont salivaires, non denses, ni épais, l'iodure, le tanin, pendant 5 jours, pris à la dose de 1 gramme dans du lait, au principal repas, facilitent souvent, par réaction de foyer, une expectoration épaisse qui suffit pour l'examen. L'iodure fait monter la température de 0°,5 à 1°, s'il n'y pas de lésions trop anciennes.

La *tuberculose fibro-caséeuse* est encore plus souvent bilatérale. C'est la forme la plus banale, la plus répandue de la tuberculose pulmonaire active et progressive. Sans doute, on observe des cas d'immobilisation assez prolongée, d'autres cas avec tendance à la sclérose, tout au moins unilatérale. Les examens bactériologiques et radioscopiques sont habituellement positifs, l'expectoration est épaisse, muco-purulente, jaune grisâtre plutôt que verdâtre dans le ramollissement. La marche d'épreuve est positive ; il existe toujours quelques symptômes généraux et fonctionnels. Là encore, l'évolution reste subordonnée à la prédominance soit de l'élément fibreux, soit de l'élément caséeux. Si la caséification se poursuit et s'accentue, les associations microbiennes se développent, les infections secondaires apparaissent, les bacilles peuvent faire défaut ou passer au second plan. C'est la période de consomption et d'hecticité. C'est la période terminale. Mais cette forme, elle-même, est susceptible d'être immobilisée ou évolutive ou encore d'avoir une tendance sclérosante. Et alors on trouve les signes de cette sclérose plus ou moins associés à ceux de la tuberculose vraie ; cas extrêmement fréquent chez nos soldats tuberculeux.

En résumé, les formes différentes de tuberculose ne constituent pas des types absolument définis et dont l'évolution suivrait un cycle déterminé et parfaitement fixe. L'intérêt, qu'elles présentent, est dominé par l'allure capricieuse de la maladie, qui déconcerte parfois le praticien, mais qui laisse tant d'action efficace au médecin averti. De tout ce que nous venons de dire se dégage cette déduction logique de pratique médicale : en premier lieu, la nécessité d'un diagnostic précoce, suivi d'un traitement précoce et, ensuite, l'utilité d'une surveillance rigoureuse et prolongée du malade dûment prévenu.

Nous pouvons passer plus rapidement sur les formes classiques. Nous savons qu'il existe des tuberculoses latentes, rémittentes, progressives et des formes en rapport avec l'âge, le sexe, et diverses maladies.

La tuberculose *infantile* est, d'abord, ganglio-pulmonaire et inactive. Il est possible qu'elle n'évolue jamais, tant que l'étape ganglionnaire reste infranchie. Dès que les lésions pulmonaires apparaissent, elles peuvent être assez réduites et ne se manifester que par des symptômes médiastinaux, de l'instabilité thermique et des signes de faiblesse ou d'anémie. Les lésions comparables à celles de l'adulte sont rares ; elles évoluent rapidement et sont en général fatales, avec une durée maxima de deux à trois ans.

La tuberculose de la *femme* pose surtout les questions de la grossesse et de l'allaitement ; nous en reparlerons au traitement.

La tuberculose *sénile* a une évolution lente à tendance fibreuse, quelles que soient les lésions. Plutôt catarrhale, presque apyrétique et sans sueurs, elle est considérée par les phtisiologues comme une cause trop méconnue de la contagion bacillaire. Au médecin de famille, qui voit au coin du feu le vieux bronchitique, pour lequel il n'est même plus appelé, appartient le devoir « d'offrir » une consultation souvent nécessaire et de conseiller un examen bactériologique souvent édifiant.

La tuberculose des *emphysémateux* et des *asthmatiques* n'est pas d'un diagnostic aussi simple qu'on l'admet généralement. Sans aller jusqu'à soutenir avec quelques-uns que l'emphysème et l'asthme sont presque toujours des tuberculoses atténuées, on fera bien de retenir de cette exagération, l'intérêt d'un examen complet, de temps à autre, comme s'il s'agissait d'un tuberculeux suspect. Et l'on découvrira un peu plus souvent les syndrômes d'emphysémato-tuberculose ou de sclérose-emphysème.

Chez les diabétiques, l'expectoration n'est pas très abondante, la fièvre est modérée, l'hémoptysie et les sueurs sont rares.

On sait, enfin, que les *alcooliques* font aisément de l'hémoptysie et des troubles gastro-intestinaux.

Le diagnostic des *complications* se trouve dans tous les livres. Bronchites à répétition, congestion pulmonaire, broncho-pneumonie, pleurésie, troubles de l'appareil digestif (amygdalite, gastrite, entérite, péritonite), de l'appareil génito-urinaire (testicule, prostate, vessie, rein), du système nerveux (méningites, névrites périphériques, points phréniques), de l'appareil respiratoire (endocardite, péricardite et artérite) ; en deux mois nous avons eu dans nos services une artérite de la fémorale et une artérite de l'humérale.

De même que le bacille part du ganglion extra-pulmonaire ou médiastinal pour s'installer en plein tissu pulmonaire, de même, en pleine évolution chronique, il peut, par voie sanguine, engendrer la tuberculose aiguë. La broncho-pneumonie et la pneumonie caséeuse sont aussi des complications bacillaires.

Dans la tuberculose aiguë, l'inoscopie de Jousset permet de rechercher les bacilles dans le sang circulant. C'est l'antagonisme entre les signes perçus et la gravité et la rapidité de la marche de la maladie, qui met sur la voie du diagnostic clinique.

Dans la typho-bacillose de Landouzy, les taches rosées constituent un signe pathognomonique. L'hémo-culture et la séro-réaction (avec toutes réserves habituelles) guident le diagnostic. Après quelques semaines, 2 ou 3 mois, la tuberculose devient plus manifeste; elle se localise nettement sur un ou plusieurs organes au bout de 10, 15 mois, 2 ans.

La pneumonie caséeuse est plus hémoptoïque, plus consomptive que la pneumonie. Dans quelques cas douteux et pendant peu de jours d'ailleurs, les crachats rouillés éloignent l'idée de congestion ou de pneumonie tuberculeuse. Dans la forme caséeuse simple, les bacilles peuvent souvent guider le diagnostic; il n'y a, en général, ni frisson, ni souffle tubaire.

La broncho-pneumonie caséeuse ne peut être confondue qu'avec quelques broncho-pneumonies grippales à début brusque, avec expectoration muco-purulente de courte durée. Cette variété de broncho-pneumonie survient aussi chez les enfants à la fin d'une coqueluche, d'une rougeole, avec tous les signes d'une tuberculose à évolution foudroyante.

On pensera enfin à l'aspergillose quand il y aura tuberculose lente, torpide, chez les gaveurs de pigeons, les meuniers, les peigneurs de cheveux, et dans les professions où l'on manie des farines et des grains. Il n'y a pas de bacilles, mais des filaments mycéliens.

Cette étude du diagnostic devait, dans un ordre logique, nous faire connaitre : 1° si la tuberculose existe, incipiente ou confirmée ; 2° si elle est évolutive et si elle est causée par des lésions d'âges différents ; 3° quelle est sa forme et, enfin, 4° quelles sont ses complications.

On nous saura gré de préciser encore les formes décrites, les plus courantes en clientèle, en les appuyant sur des formules diagnostiques et sur quelques observations prises au hasard, parmi toutes celles que nous possédons. Deux petites remarques s'imposent. Si l'on trouve dans les lignes qui suivent, les expressions de *tuberculose fermée* et de tuberculose ouverte, de tuberculose immobilisée ou en période d'immobilisation, il faut bien s'entendre. L'expression tuberculose fermée ne veut pas dire tuberculose au début, mais tuberculose actuellement non bacillifère, non évolutive, étant bien spécifié qu'elle a déjà pu passer par une phase à la fois bacillifère et évolutive. D'autre part, une tuberculose actuellement immobilisée ou bien en voie d'immobilisation, est caractérisée par la persistance des lésions, mais elles n'ont aucune tendance momentanée soit à la progression, soit à la régression.

Nous choisissons, en premier lieu, une observation de tuberculose fibro caséeuse très fréquente. En ce cas, on devra remarquer surtout l'état lésional et la nature de l'expectoration, les autres détails pouvant d'ailleurs varier.

Observation I

V..., classe 1905.

Diagnostic. — Tuberculose fibro-caséeuse ouverte, bilatérale, étendue, franchement évolutive, avec ramollissement du quart supérieur du poumon droit et du tiers du poumon gauche, chez un malade fébrile, qui amaigri, tousse, crache, dont l'expectoration est abondante, épaisse, bacillifère et, enfin, dont l'état général est très médiocre.

Antécédents héréditaires. — Grands parents morts âgés. Parents en bonne santé. Un frère est en convalescence pour grandes crises d'asthme, un autre frère paraît actuellement en bonne santé, mais a fait une hémoptysie l'été dernier.

Antécédents personnels. — Rougeole. Pas de bronchites à répétition, syphilis niée. Pas d'éthylisme, fatigues de guerre. 18 mois de service sans indisponibilité en temps de paix. 35 mois de service au front pendant la guerre. Evacué deux fois pour blessures sans maladies.

Il s'agit en somme d'un homme de 32 ans, qui a toujours été en bonne santé avant la guerre, pas d'indisponibilité pendant son service militaire, au front depuis le début de la campagne. Est porté malade pour la première fois en juin 1917 avec le diagnostic de bronchite du sommet. Continue son service sans être guéri, mais sent ses forces diminuer ; maigrit de 9 kilos ; il a quelques crachats hémoptoïques et sa toux augmente progressivement. En novembre, une hémoptysie évaluée à un demi-verre de sang le fait évacuer sur ..... pour bronchite suspecte du sommet gauche. Le 5 février 1918, le médecin de secteur l'envoie sur service sanitaire avec la fiche : infiltration du lobe supérieur du poumon gauche avec foyer de ramollissement sous-claviculaire et infiltration plus limitée du poumon droit.

A l'examen d'entrée l'état général parait peu satisfaisant Le facies est pâle, la musculature n'est pas trop diminuée. Taille : 1m 64. Poids : 56 kilos 50. Poids habituel : 65 kilos. — Température des premiers jours : 39° le soir, 37°5 à 37°8 le matin. Pouls variable de 86 à 106. Pression artérielle 11 1/2-7.

Rien au cœur. Nervosisme peu accusé. Etat moral passable. Dentition mauvaise. Sommeil agité, pas de sueurs Rien du côté du foie, de l'abdomen, de la rate, des organes génito-urinaires. Pas d'albumine, pas de sucre. Doigts hippocratiques. Lacis veineux assez développé sur un thorax aplati et amyothophique. A présenté ou présente comme symptômes généraux : l'amaigrissement, l'anémie, la fatigue, la fièvre. Comme symptômes fonctionnels a présenté ou présente : une toux grave, une expectoration épaisse et abondante. Le premier examen bactériologique de cette expectoration décèle la présence de bacilles en quantité. L'expectoration est dense au deuxième examen et toujours riche en bacilles. Les autres examens sont tous nettement positifs, l'expectoration seule change de consistance. Dyspnée d'effort. Appétit variable, tachycardie très légère.

L'épreuve radiologique montre des sommets voilés, le poumon gauche parait un peu plus gris et un peu plus pommelé que le droit, les diaphragmes sont peu mobiles. Examen oto-rhino-laryngologique négatif.

A l'inspection, les mouvements respiratoires semblent bridés à gauche surtout, mais l'amplitude est limitée pour les deux poumons par comparaison avec un sujet sain. Le trapèze cervical gauche est moins développé et son réflexe est plus lent de ce côté. Deux points phréniques très marqués. Vibrations augmentées en avant.

Percussion sensible donnant un son un peu tympanique du côté droit en avant et de la matité du même côté en arrière. Matité gauche très étendue.

Auscultation. — En avant et à droite, obscurité respiratoire très limitée. Râles humides dans le 1/4 supérieur, inspiration diminuée dans les 2/3 inférieurs. En arrière et à gauche, obscurité respiratoire correspondant à peu près à la zone mate de percussion. Râles et craquements humides. Inspiration diminuée. Frottements assez discrets à la base. A gauche, matité très étendue en avant et en arrière avec râles muqueux et râles humides augmentés par la toux, inspiration diminuée. Gros frottements à la base.

Observation 2 (Résumée)

J..., classe 1904.

Diagnostic. — Tuberculose bilatérale à forme sclérosante, ouverte. non évolutive ; petit foyer de ramollissement au niveau du hile gauche, chez un sujet vigoureux, en bon état général apparent, crachant et toussant encore, mais beaucoup moins Pas d'antécédents. Ses parents sont en bonne santé, ainsi que ses sœurs, sa femme et ses deux enfants.

Début de la maladie en juin 1917 par amaigrissement, anorexie, toux, crachats, sueurs et fatigue générale. Premier examen bacillaire sur expectoration à fond épais et striée.

A l'examen de sortie ne présente pas de symptômes généraux et fonctionnels importants. Un peu de dyspnée d'effort, pas de dyspnée nocturne Conserve une micropolyadénite très nette. Dentition bonne. Matité 1/4 du poumon gauche et 1/3 du poumon droit en avant. En arrière la matité est éclairée par la toux Elle est plus limitée à droite; 1/8 de poumon.

L'inspiration est diminuée et il existe des zônes obscures. Cependant quelques râles éclatent après la toux du côté gauche et deux ou trois sibilants semblent se localiser dans la région du sommet droit. Expectoration rare. Pression artérielle 15. 9.

Observation 3 (Résumée)

R..., Antonio, 24 ans, cultivateur.

Diagnostic. — Signes de condensation pulmonaire du sommet droit avec symptômes généraux et fonctionnels; forme discrète, récente, subévolutive, avec état général satisfaisant.

Antécédents. — Parents en bonne santé. N'avait jamais été malade avant la mobilisation. Est resté au front du 2 août 1914 au 2 août 1917. Evacué à cette date pour entérite. Retourne au front d'où il est évacué pour bronchite le 19 octobre 1917.

Examen à l'entrée : poids 62 k. 800 pour une taille de 1m 70. Appareil musculaire diminué. Pouls 79. Tension au Pachon 13 et 8. Oscill. 3. Rien à signaler du côté des divers organes Traces de glycosurie. Asthénie, amaigrissement. Toux assez fréquente. Expectoration rare et non bacillifère. Dyspnée d'effort, anorexie, troubles digestifs. Micropolyadénite cervicale. Subfébricité, marche d'épreuve positive.

Radio : Diminution légère de la transparence du sommet gauche. Obscurité du sommet droit. Champ pulmonaire un peu gris avec adénopathie hilaire. Diminution de la mobilité du diaphragme du côté droit.

Les muscles trapèze et sus-épineux droits sont un peu plus flasques que les mêmes muscles du côté gauche.

Côté droit. En avant : Submatité légère au sommet. Inspiration diminuée, granuleuse et expiration prolongée sur toute la hauteur. Quelques râles muqueux et sibilants disséminés. Transonnance conservée. Pas de retentissement de la toux ou de la voix.

En arrière : Submatité légère au sommet. Inspiration rude et diminuée.

Côté gauche. Très légère diminution de la sonorité dans la fosse sus-épineuse. Inspiration difficile au sommet, à peu près normale dans la partie moyenne et à la base.

Observation 4 (Résumée).

G..., Léon, 26 ans, comptable.

Diagnostic. — Sclérose du sommet droit et pleurite du sommet gauche, inactives, mais ne pouvant être considérées comme des lésions éteintes ou cicatrisées.

Histoire de la maladie. — Pas d'antécédents héréditaires. Père, mère, frère et sœur en bonne santé. Réformé, deux fois, pour faiblesse générale. Congestion pulmonaire en février 1918 alors qu'il était ouvrier d'usine. A cessé tout travail depuis. Traité pour bronchite des sommets, il a de l'amaigrissement et un mauvais état général.

On ne relève aucune notion étiologique importante. Pendant la période, qui a précédé l'examen d'entrée, ce malade n'a pas fait de poussées aiguës, n'a pas eu d'hémoptysies, de sueurs nocturnes, d'anorexie ; mais il est resté asthénique, se plaint de douleurs thoraciques du côté droit. La toux et l'expectoration ont diminué peu à peu.

A l'examen, on note un habitus extérieur à peine passable, le facies est légèrement décoloré, la musculature est légèrement diminuée; l'aptitude au travail est encore restreinte. Taille : 1m 69. Poids : 59 kilos. Périmètre thoracique : 0m 70. Température presque toujours au-dessous de 37°. Pouls : 88 (couché). Pression artérielle : 14 1/2 8 1/2 2. Respiration : 20. Marche d'épreuve négative. Expectoration rare et salivaire. Toux du matin bien moins fréquente. Digestions assez bonnes. Un peu de tachycardie. Rien à signaler dans les autres organes. Rien dans les urines. Pas de syphilis. Peu de ganglions.

Le thorax paraît un peu aplati et les mouvements sont un peu moins amples que dans la normale. Les trapèzes et les pectoraux sont médiocrement développés.

Les vibrations sont moins fortes du côté gauche. La percussion n'est pas sensible et révèle de la submatité limitée aux sommets et à la base droite. A l'auscultation, obscurité respiratoire correspondante. L'inspiration est diminuée et un peu rude dans l'ensemble. Du côté droit pas de bruits adventices, l'obscurité domine surtout au sommet et à la base ; du côté gauche, on entend des frottements scissuraux discrets.

L'examen bactériologique est négatif.

L'examen radiologique est le suivant : obscurité des deux sommets se modifiant moins à la toux du côté droit. Champs pulmonaires, de transparence normale, sur lesquels se détachent les arborisations bronchiques sclérosées. Ombres hilaires diffuses. Un peu de diminution de la mobilité du diaphragme surtout accentuée à droite. Sinus libres, le gauche surtout.

Énoncés d'autres Diagnostics courants :

1. Sclérose du sommet droit, sans aucuns signes stéthoscopiques. Marche d'épreuve négative. Pression artérielle normale. Pas de bacilles dans l'expectoration. Apyrexie. Bon état général.
2. Pleurite du sommet avec frottements fins. Douleurs thoraciques. Pas de bacilles. Bon état général. Adénite cervicale. Forme subévolutive.
3. Tuberculose pulmonaire, ouverte par intermittence, à forme sclérosante.
4. Induration torpide des sommets avec tous examens négatifs.
5. Induration avec légère tendance évolutive.
6. Tuberculose fibreuse, bilatérale, fermée, actuellement immobilisée, avec état général très satisfaisant.
7. Sclérose pulmonaire diffuse inactive. Etat général satisfaisant. Apyrexie

7 *bis*. Sclérose diffuse avec foyers plus ou moins évolutifs

8. Syndrôme de sclérose emphysème.
9. Syndrôme d'emphysèmato-tuberculose.
10. Sclérose des sommets, incomplètement éteinte.

Ce dernier diagnostic présente un intérêt considérable en médecine militaire. Nous n'avons pas voulu le développer dans ce petit livre. Nous estimons qu'il vaut mieux traiter le malade en préphtisique, en clientèle surtout. Il serait prudent d'agir de même dans l'armée. Schématiquement, cette forme se révèle par de l'obscurité respiratoire apicale, avec subfébricité et quelques troubles fonctionnels, etc. Il faut une grande expérience et il faut pouvoir suivre l'intéressé avant d'affirmer le diagnostic.

Pronostic

Le pronostic est toujours favorable au début et, à ce point de vue, la tuberculose est la plus curable des maladies. Elle l'est encore par le nombre considérable des guérisons spontanées, qu'elles s'expliquent par la résistance individuelle, par la rareté, le peu de virulence des germes, ou par ces deux causes réunies.

Les formes apyrétiques, les formes associées au lymphatisme, à la sténose initiale, à l'emphysème sont également bien curables. Les tuberculoses locales, « qui guérissent », sont d'un pronostic favorable pour la tuberculose pulmonaire concomittante. On entend par guérison réelle, celle qui se maintient depuis deux ans, malgré le travail et la reprise de la vie ordinaire. La guérison apparente, seule observée dans les cas graves, doit remplir les conditions précisées par Deittveiler. C'est-à-dire, pas de bacille, température stable, après la marche, pouls calme, auscultation ne révélant que des signes de sclérose.

Le pronostic de la tuberculose confirmée est subordonné à l'âge et à l'étendue des lésions, comme à leur caractère plus ou moins évolutif. Il est indéniable que, comme les influences du terrain, les conditions du milieu interviennent pour une bonne part. Toutes choses égales d'ailleurs, des symptômes généraux importants n'ont pas la gravité de lésions importantes. Mais les prédisposés et intoxiqués n'ont pas le même pronostic favorable que ceux qui deviennent tuberculeux, pour ainsi dire par accident. Le degré, ramollissement ou caverne, ne commande pas le pronostic autant qu'on l'admettait autrefois. Une petite caverne peut guérir très bien, une tuberculose fibreuse est parfois très grave. Pour un même degré, la guérison a plus de chances de se produire, s'il n'existe qu'une atteinte partielle dans un lobe pulmonaire et si le début n'excède pas quelques mois. Dans la tuberculose avérée, les formes bilatérales à prédominance gauche nous ont paru comporter presque toujours un pronostic très sombre. Certaines formes d'allures bénignes se terminent brusquement par une tuberculose aiguë. Toutes les fois que le malade est assez obéissant et le médecin assez ferme — et tout est là — le pronostic va dépendre des moyens mis en œuvre pour lutter contre le développement bacillaire et pour accroître, en même temps, la résistance organique. A ce point de vue, l'éducation du public, commencée pendant la guerre, ne sera pas perdue. Et les bons résultats ne se feront pas attendre si la maladie est découverte plus tôt, si les foyers contagieux sont mieux stérilisés, si les poussées tuberculeuses ne sont plus méconnues et, enfin, si tous les soins sont donnés et suivis avec la ténacité désirable.

Pour ceux qui désirent utiliser, dans un but pronostique, des procédés objectivement scientifiques, nous rappellerons que la réaction de Moriz Weisz positive est d'un mauvais pronostic : coloration jaune or de l'urine diluée au tiers avec quelques gouttes d'une solution de permanganate de potasse au millième (1 °/₀₀). La diazo-réaction d'Ehrlich est positive avec anneau ou mousse rouge.

L'épreuve du vésicatoire de Jousset fournit des renseignements intéressants (lymphocytes). La numération des bacilles suivant l'échelle de Gafky n'a qu'une valeur relative et l'examen histologique de l'expectoration aurait par lui-même autant d'importance. Cependant de nombreux bacilles, des bacilles en buisson, etc., aggraveraient le pronostic.

Nous résumons le classement des formes cliniques curables ; ce résumé, qui rendra les plus grands services, est emprunté à l'excellent livre de Kuss ([1]) :

1° Formes de début ;

2° Tuberculose peu étendue, à tendance scléreuse, prédominante, à évolution continue ;

3° Tuberculoses torpides, au stade I ou au stade II de la division de Turban, caractérisées par la résistance du sujet et par le peu de retentissement sur l'état général ;

4° Tuberculoses fibro-caséeuses banales, en évolution, ouvertes ou fermées, au stade I de la division de Turban, sans fièvre, suppurant peu (traitement de 6 mois) ;

5° Tuberculoses fibro-caséeuses banales, en évolution, au stade II de la division de Turban, sans complications, sans fièvre, sans particularités assombrissant notablement le pronostic ;

6° Tuberculoses fibro-caséeuses au stade III, paraissant susceptibles de régression-amélioration en un an et demi ou deux ans dans 30 % des cas ;

7° Tuberculoses torpides, au stade III, étendues, déjà anciennes, immobilisées sur un terrain très résistant.

(1) Kuss. — *Traitement de la Tuberculose*. (Bibliothèque de thérapeutique, Gilbert et Thoinot).

D'après Cépède (Ac. des sciences, juin 1918) le pronostic serait mauvais avec une augmentation dans le nombre des leucocytes neutrophiles à 1 ou 2 noyaux ; il serait favorable avec une augmentation dans le nombre des leucocytes neutrophiles à 4 et 5 noyaux. La radiologie intervient aussi pour fixer l'étendue lésionale et les progrès du mal. La pression artérielle elle-même est un excellent élément de pronostic pour la tuberculose qui s'aggrave comme pour la tuberculose qui subit la transformation fibreuse ou scléreuse Une pression très basse, au-dessous de 13 maximum s'observe fréquemment dans les formes sévères. L'hypertension qui accompagne pourtant certaines formes curables est d'un pronostic moins favorable si elle est trop forte et s'il existe des lésions du cœur droit.

Pour mémoire, enfin, rappelons que, dans la tuberculose dite « aimable », on entend parfois au niveau de l'acromion un ronflement comparé au bruit que produit un coup d'archet sur une corde mal tendue. Ces plaques acromicales sembleraient jouer un rôle dans le processus d'immunisation.

Traitement rationnel

Des découvertes thérapeutiques peuvent modifier *entièrement*, d'un jour à l'autre, nos conceptions actuelles du traitement de la tuberculose pulmonaire chronique. La plupart des faits, acquis à cette date, soit pour le diagnostic précoce, soit pour la prophylaxie générale, semblent au contraire devoir rester *plus ou moins définitifs*. C'est ainsi que les notions relatives à l'hygiène collective ou individuelle conserveraient, en toute hypothèse, une importance de premier ordre et désormais bien établie, que réduirait, sans la supprimer, la découverte d'un traitement spécifique.

En nous conformant au plan de ce livre, nous n'examinerons dans ce chapitre que le traitement individuel et nous étudierons :

1° La cure diététo-hygiénique telle que nous l'enseigne le sanatorium type ;

2° Son application à la cure à domicile, chez les prédisposés préphtisiques, chez les tuberculeux confirmés, évolutifs et non évolutifs;

3° La thérapeutique usuelle, proprement dite;

4° Les médicaments d'urgence;

5° Les méthodes spécifiques;

6° Les traitements accessoires ;

7° Les traitements spéciaux;

8° Le traitement de quelques cas de tuberculose associée, et de la tuberculose pulmonaire chronique suivant l'âge et le sexe.

La triade du traitement rationnel enseignée surtout par le sanatorium. — L'anatomie pathologique et l'observation clinique démontrent que l'espèce humaine, si sensible aux poisons tuberculeux se défend en somme assez bien contre eux par une évidente résistance individuelle. Les causes de contagion sont multiples, les fautes d'hygiène sont plus nombreuses encore et, malgré tout, le chiffre des tuberculeux confirmés reste très faible, dès qu'on le compare au chiffre des individus ayant subi une atteinte bacillaire.

Cette résistance naturelle est telle qu'on obtient, même à défaut d'un traitement spécifique, des résultats très intéressants avec un ensemble de soins hygiéniques suffisamment précoces, énergiques et persévérants. On ne saurait trop insister dès maintenant sur l'obligation morale qui s'impose au praticien d'annoncer le diagnostic dès qu'il en est certain On doit dire au malade qu'il est tuberculeux. Le suspect, de son côté, doit consulter le médecin dans les cas suivants : 1° toux persistante (plus de deux mois); 2° asthénie, anorexie, douleurs thoraciques, fièvre du soir ou de fatigue, anémie, etc. Heureux même le sujet intelligent, qui a une petite atteinte bacillaire localisée, fut-elle confirmée par l'examen bactériologiqueet qui consent à se soumettre sans retard au traitement et à la cure diététo-hygiénique rigoureuse. Il consacre 3, 4, 6 mois à sa guérison, mais celle-ci deviendra *complète et définitive.* Il faut que le public admette, comme le médecin, les vérités reconnues sur les modes d'invasion de la tuberculose. Il n'existe pas deux catégories d'individus : les uns absolument indemnes de toute menace tuberculeuse, les autres frappés par le terrible mal et condamnés à une mort certaine, dans un délai de quelques mois ou de quelques années. La tuberculose latente est extrêmement répandue sous la forme de lésions ganglio-pulmonaires fort minimes. Que des motifs de moindre résistance viennent à se produire, il va se faire des auto-infections successives d'intensité variable. On trouve, du reste, dans les autopsies des traces visibles de lésions n'ayant pas le même âge, des foyers calcifiés ou caséo-crétacés, des points crétacés plus ou moins anciens, qui n'en auraient pas moins été virulents, etc. Les atteintes parcellaires semblent donner aussi une immunité relative et préserver, — mais non toujours — le sujet d'une tuberculose aiguë. Avec une forme chronique, scientifiquement caractérisée, la marche de la maladie est commandée par la nature et la fréquence des poussées évolutives.

Suivant le nombre, le type, l'intensité de ces poussées et suivant le traitement qu'on leur oppose, l'évolution du mal a une tendance favorable ou défavorable Un médecin a besoin de beaucoup d'autorité pour imposer la cure rigoureuse au cours des poussées tuberculeuses. Si son action est timide, hésitante, le mal progresse, le tuberculeux perd confiance et l'on entrevoit la terminaison fatale, que la bonne volonté de tous, tardive et se manifestant dans les derniers mois, est incapable de conjurer.

Quels services ne rendrait-on pas à la cause antituberculeuse en répandant partout cette double nécessité de dépister le syndrôme préphtisique, pour agir de bonne heure et de traiter toute poussée tuberculeuse chez le malade avéré, avec une volonté forte au service d'un médecin instruit et convaincu.

Prescrire à un tuberculeux la formule classique : reposez-vous, prenez l'air, mangez, sans autres indications, revient à dire au malade, qui attend des conseils précis et efficaces : soignez-vous bien, mon ami. Et c'est tout. C'est peu. Le tuberculeux, qui n'est pas guidé et suivi, a 9 chances sur 10 de ne pas guérir. Aussi, pour bien montrer que la cure diététo-hygiénique comporte moins de laconisme, nous demanderons au sanatorium de nous apprendre ses règlements sévères. Nous verrons tout le bénéfice qu'on peut retirer de ses enseignements, pour un traitement méthodique adapté à la clientèle. Il convient d'ajouter que la confiance en la cure hygiénique des médecins spécialisés dans la cure sanatoriale est telle que, récalcification exceptée et pour les cas moins avancés, la thérapeutique y reste limitée au traitement des incidents cliniques ou des complications. A notre avis, il est vrai, ce scepticisme thérapeutique ne mérite pas de faire école.

Si le médecin a le devoir de poser un diagnostic précis et, suivant les règles que nous venons de développer, de traiter ses malades avec conscience, intelligence et volonté, ce que nous venons de dire impose également de la variété dans les prescriptions. Le traitement du tuberculeux n'est pas uniforme et doit être individualisé. Il va de soi que l'erreur serait grande et profondément regrettable de soigner de la même façon une poussée tuberculeuse et la période apyrétique qui sépare deux poussées évolutives. Cependant, que de conflits apparents entre médecins s'expliquent par cette confusion seule. On peut imaginer l'état d'esprit d'un malade à qui l'un de nous aura conseillé le repos, un autre lui conseillant la marche. Tous les deux auront raison, s'ils prescrivent l'immobilité absolue pendant la fièvre et s'ils déconseillent un repos excessif dès la reprise de poids et l'apyrexie. Encore faut-il instruire l'intéressé de ces distinctions; exactement renseigné, il y puisera une nouvelle provision de confiance

Mais, en dehors des poussées elles-mêmes, les indications individuelles sont des plus variables. Elles dépendent des différences de milieu, de résistance organique et changent avec les formes cliniques. La tension artérielle augmentée ou abaissée, la tendance à la sclérose ou à la caséification, l'étendue lésionale, etc., comportent des soins spéciaux et qui relèvent de la compétence professionnelle du phtisiothérapeute. Voici comment on comprend la triade classique au sanatorium, qui, dans ses grandes règles, reste applicable à la *majorité* des tuberculeux :

1° Placer le malade dans les conditions favorables à la reconstitution d'un bon état général;

2° Exalter artificiellement le processus de défense antibacillaire;

3° Combattre les phénomènes d'intoxication et mettre le tuberculeux à l'abri des infections surajoutées.

Au cas de poussée tuberculeuse, abstention de toute médication offensive. En présence de phénomènes évolutifs actuels ou récents ou de symptômes d'activité lésionale progressive, mettre les tuberculeux à l'abri de toutes les causes capables de provoquer une réaction congestive ou inflammatoire. Pour chaque incident évolutif, si minime soit-il, imposer au malade une cure rigoureuse.

Inversement, il faut avoir recours à la médication perturbatrice (tuberculines, etc.), si l'on croit possible de provoquer un remaniement réactionnel des noyaux tuberculeux. Cette question sera reprise au paragraphe des médications spécifiques.

La cure hygiénique au sanatorium utilise donc la triade classique : air, repos, alimentation. La cure d'air doit conduire à la cure d'endurcissement. Cure d'endurcissement qui « supprime les transpirations, donne des forces, permet aux tuberculeux d'éviter les refroidissements, s'ils ont la précaution de se vêtir chaudement quand ils sont assis ou étendus et de se vêtir légèrement s'ils marchent. » (Daremberg). De même, la cure de repos doit conduire à la cure d'entraînement méthodique et progressif, si l'on veut pouvoir affirmer la guérison du malade.

Cure d'air. — Guéneau de Mussy a eu raison de dire : « L'air est le premier des aliments, il est aussi dans la phtisie le premier des médicaments ». Le sanatorium impose la cure d'air de jour et de nuit. « Pas de demi-mesure ou de quart de mesure à caractère enfantin et insuffisant. » Cette réflexion de Sabourin mérite d'être retenue et vulgarisée. Avec des fenêtres ouvertes dans des proportions déterminées, on a étudié les différences de température intérieure et extérieure et l'état hygrométrique des chambres. Les constatations faites sont de nature à rassurer les timorés, car, en aérant, il n'y a pas de variations extrêmes. La cure de nuit peut donc se faire par tous les temps, il suffit de placer le lit dans un angle et, en hiver surtout, de le placer derrière un paravent. Cet endurcissement nocturne se fait progressivement. La première nuit, on laisse entrer un filet d'air, la nuit suivante, on ouvre la fenêtre de 5 ou 10 centimètres et on augmente ainsi, la moyenne de 40 à 50 centimètres étant admise. Avec une ouverture de 0 mètre 25 sans persiennes, par des froids de 0° à 5°, l'écart entre la température de la chambre et la température extérieure atteint généralement 4° à 5° dans une chambre au nord, et près de 7° à 8° dans une chambre au midi. Sabourin conseille l'emploi de trois ou quatre crochets pour maintenir l'écart entre les deux moitiés de la fenêtre ou encore une crémaillère assez pratique : « C'est une baguette de fer, plate et légère, de 60 centimètres de longueur et percée de six trous équidistants, jouant sur un piton à anneau par une de ses extrémités. Ce piton à vis, sert à la fixer à l'extérieur du vantail de la fenêtre qu'on veut ouvrir ; sur l'autre vantail, à même hauteur, se place un piton courbé latéralement, dont la tête peut s'introduire dans les trous de la lame de fer plat. Cette crémaillère permet de graduer à volonté l'ouverture de la fenêtre et fixe en même temps le vantail à ouvrir. »

On conseille la chemise de nuit de flanelle, de bonnes couvertures, et, dans la mauvaise saison, une boule d'eau chaude aux pieds, enfin un édredon. Dans la cure de nuit, éviter les courants d'air et de coucher au rez-de-chaussée. Les malades dorment mieux avec la fenêtre ouverte ; ils ne transpirent plus autant, s'ils savent ne se couvrir que dans la mesure utile, la toux devient moins fréquente. Cette aération de nuit est une partie importante de la cure d'air continue.

Cet air pur, cet air vivifiant, ce bain d'air permanent, qui va stimuler et endurcir le tuberculeux, produit au début « une sorte d'ivresse, suivie de dépression nerveuse, de vertige et d'insomnie. Or, le meilleur moyen d'habituer le malade à cette action, c'est de le mettre à l'air étant couché». Cette remarque de Dettweiler l'a conduit à préconiser la cure sur chaise longue. Et Daremberg s'exprimait en connaissance de cause, étant tuberculeux lui-même, quant il disait : « L'air, la lumière, ces grands agents de la vie terrestre, sont aussi les grands agents du bonheur des malades; aussi je ne crains pas d'affirmer que, si cette méthode de travail n'avait aucun effet sur la marche de la tuberculose, je la vanterais encore, car, si nous avons soulagé le malheureux phtisique, si nous avons pu le voir aussi heureux que l'est un oiseau en cage rendu à son soleil et à ses arbres, nous avons cent fois mérité sa reconnaissance et notre œuvre a été bonne. »

Dans la cure diurne du sanatorium, on ne néglige certes pas, s'il y a lieu, la cure ambulatoire à l'abri du vent ou d'un soleil trop ardent, mais on attache la plus haute importance à *une bonne technique de la cure de chaise longue, dont le médecin s'inspirera, le cas échéant, pour le traitement à domicile*. En dehors des climats trop rudes ou trop humides la chaise longue peut être utilisée presque partout. Une bonne galerie de cure avec deux expositions, une pour l'été, l'autre pour l'hiver, convient à la plupart des tuberculeux. Au sanatorium d'Angicourt, *tout malade, dont la température ne dépasse pas 37,5* est justiciable de la cure de chaise longue. Les malades fébriles doivent garder la chambre. Il serait exagéré d'insister sur tous les détails de ce traitement. Il est préférable d'employer des chaises spéciales à dossier mobile, ce qui permet au malade, suivant le cas, par une simple inclinaison du dossier, soit de lire, soit de s'allonger complètement. Avec une inclinaison de 60°, la tête bien soutenue, on *peut réaliser le relâchement musculaire complet, qui est exigé, au moins pendant la cure de midi à deux heures. On exige de même un silence complet.* Le malade ne peut *ni lire, ni écrire, ni dessiner, ni fumer.* Il est couvert suivant les saisons, sa cure se fait à l'ombre. Sabourin répète volontiers qu'à la cure d'air, le malade doit voir la lumière du soleil, mais ne doit pas être vu par celui-ci. *Il est entendu que la cure se fait par tous les temps.* Généralement trois séances par jour d'environ deux heures chacune. La pureté de l'air n'est pas seule en jeu dans l'action de cette cure. La puissante stimulation de l'organisme entier « est due au bain d'air et de lumière dans lequel le malade est plongé, aux réactions incessantes que provoque le remuement de l'air, les variations de la température et de l'état hygrométrique, à l'état électrique de l'atmosphère, etc. »

Ce qui est incontestable c'est une amélioration de l'état psychique, de l'état général, de la fièvre, de la digestion ; la toux devient moins fréquente. La cure d'air continue aguerrit fortement le malade ; on complète cette action par des soins de peau, des frictions, lotions, enveloppements humides, des bains chez les apyrétiques avec suppression ce jour-là de la galerie de cure. Il est entendu qu'on recommande des vêtements perméables à l'air. Kuss donne la formule suivante pour les frictions savonneuses au formol :

Savon animal râpé » médicinal	} ãa 20 grammes
Alcool à 90°	40 cc.
Eau distillée	45 cc.
Formol à 35 °/ₒ	25 cc.

F.S.A. au bain-marie en évitant l'évaporation de l'alcool.

A pratiquer dans la région dorsale pour éviter l'irritation des vapeurs de formol.

Comme corollaire de la cure d'air, il ne faut pas oublier que le sanatorium, quelle que soit son altitude, est installé dans un endroit choisi : on y trouve, en général, un air pur et sec. Il est situé à distance des villes, où les usines, les poussières, les ordures, les égouts, la respiration de l'homme et des animaux, sont des causes d'insalubrité. Il faut de même redouter l'action des vents ou les rayons directs du soleil. Le vent qui « vous prend en traître » par derrière est le plus dangereux.

Cure de repos. — La cure de repos, comme celle d'alimentation, est basée sur un principe vrai ; celui-ci n'en a pas moins été la cause de nombreux méfaits ; il est évident que le but organique du tuberculeux doit tendre vers un excédent de recettes. Le malade n'a pas le droit de gaspiller ses forces et de laisser s'amoindrir sa résistance organique. Mais c'est une question de degrés, aussi bien pour les doses que pour la durée du traitement. Il existe, d'ailleurs, sur ces questions quelques divergences entre les médecins les plus qualifiés pour en traiter. Sabourin ne tient pas compte de la température du soir pour prescrire la chaise longue ; d'autres spécialistes laissent leurs fébriles au lit. On peut se ranger aux conclusions de Kuss : dans les formes tuberculeuses, liées à l'évolution de lésions jeunes, repos absolu au lit, autant que possible jusqu'à la défervescence complète ou presque complète.

Dans des fébricules en décroissance (38° 38°9) dues à des lésions qui paraissent devenues stationnaires, cure au lit atténuée (repas pris à table, un peu de chaise longue, voire même petites promenades extrêmement prudentes ; tout le reste du temps au lit). Dans les fièvres de résorption des cavitaires ou des tuberculeux avancés, suivant les cas, cure au lit presque absolue, ou mitigée, ou cure de plein air sur chaise longue.

Chez les phtisiques incurables, cure de repos limitée au strict nécessaire et d'autant moins rigoureuse qu'un bon résultat partiel est plus improbable.

Dans les tuberculoses subfébriles, multiplier les prises de température pour appliquer la cure de repos très attentivement surveillée.

La cure de grand repos, à la galerie de cure, trouve ses indications dans les tuberculoses pulmonaires complètement apyrétiques avec symptômes actuels ou récents d'évolution lésionale, d'intoxication ou de déchéance : « nulle autre méthode ne ramène les tuberculeux apyrétiques plus rapidement et plus sûrement à l'équilibre de santé, et ne place les lésions bacillaires dans des conditions plus favorables à l'arrêt évolutif ; nulle autre méthode ne permet une éducation thérapeutique et une surveillance plus efficaces du malade, précisément à la période où les erreurs de traitement entraînent les conséquences les plus néfastes » [1].

La cure de repos au sanatorium est absolue, les fébricitants restent au lit dix heures, les autres (température au-dessous de 37°7) six heures sur la chaise longue. Le malade est sevré de tous les soucis, de tous les travaux intellectuels pénibles et soutenus, et de tous les agacements familiaux que son irritabilité exagère. Elle est applicable à tous les subfébriles et, atténuée, à tous les tuberculeux. On en profite pour habituer les malades à respirer par le nez, éducation prudente et qui

(1) Kuss. — *Traitement de la Tuberculose pulmonaire chronique.* (Bibliothèque de Thérapeutique, Gilbert et Thoinot).

n'a rien de commun avec la gymnastique respiratoire, nettement déconseillée à tous les tuberculeux plus ou moins évolutifs.

La cure de repos ne doit pas être prolongée à l'excès. Le thermomètre la guide. De même, les premières épreuves de marche (Voir diagnostic) fournissent les indications des premiers exercices. C'est encore avec le thermomètre et avec le contrôle de la bascule qu'on règle l'entraînement progressif des tuberculeux en bonne voie de guérison. Sabourin est d'avis qu'il y a un moment où l'on doit sortir du lit, malgré l'exaspération fébrile du soir, parce que l'organisme a besoin d'un certain « degré de cette usure physiologique, qui préside à la vie plus ou moins normale des tissus, qui régularise le métabolisme, comme on dit aujourd'hui ». Et le même auteur autorise la chaise longue. Il a fait aussi des remarques judicieuses sur les températures clinostatique et orthostatique. Il a observé la même bizarrerie du thermomètre pour le décubitus sur la chaise longue, pendant la journée. Un malade, par exemple, qui, fébrile, aura supporté admirablement la cure sur chaise longue, la supporte mal, dès qu'il devient apyrétique. Ces phénomènes s'observent surtout chez les angioneurotiques avec ou sans participation des endocrines. Certains malades ont de la fièvre au réveil, d'autres en ont après avoir pris des hypnotiques; enfin, le surmenage est hypothermisant (V. page 78).

Au-dessous de 37°4 on autorise déjà une courte promenade surveillée. L'épreuve de marche (V. p. 78) sert de contrôle. La marche est pour tous les phtisiologues l'exercice de choix pour les tuberculeux. Mais elle doit être réglée par le médecin « suivant les aptitudes de tel ou tel individu, tant pour sa durée et sa fréquence que pour ce qui concerne la nature du terrain sur lequel elle doit s'exercer. Voilà le vrai travail utile pour le tuberculeux, qui peut faire de l'exercice. Et tel malade, qui fera le matin, avec grand bénéfice pour sa santé, une promenade de 8 à 10 kilomètres, pourrait se trouver fort mal d'avoir, pendant une demi-heure, scié du bois, par exemple. » (Sabourin). La gymnastique, les jeux un peu violents sont interdits. La fièvre, l'hémoptysie, les embolies bronchiques, les accidents phtisi-cardiaques s'observent souvent chez les tuberculeux qui travaillent. Il ne faut donc accorder l'autorisation de travailler qu'avec les plus extrêmes réserves. Le travail suffit à provoquer des accidents graves quand il y a guérison apparente. Il devient la preuve de la guérison réelle. Mais le repos exagéré, chez les nerveux, ne vaudrait pas mieux. Dès que les lésions sont nettement stabilisées, la reprise du travail, de préférence en milieu rural, doit être une sorte de rééducation bien conduite.

La cure d'alimentation. — Le médecin qui n'approuverait pas les rigueurs du sanatorium pour les cures d'air et de repos serait forcé de reconnaître que la question alimentaire y est envisagée avec la note du vrai bon sens. Et elle n'est pas toujours très simple cette cure d'alimentation, avec les anorexiques, les fébricitants, etc. Elle exige la même dose d'énergie de la part du médecin et du malade. C'est bien là que triomphe souvent la psychothérapie active. Les chances de guérison sont en rapport étroit avec la digestion et l'assimilation. Mais le tuberculeux doit s'en tenir aux quantités qui lui sont strictement nécessaires et se rapprocher le plus possible du régime ordinaire. Il convient de dépasser à peine les pertes constatées de l'organisme. Dans le domaine théorique des chiffres, il suffit de 2.500 à 3.500 calories, obtenues avec un régime varié, azoté, riche en graisses digestibles, en hydrates de carbone, avec légumes de toute espèce et fruits permis. Le vin est discuté, on lui préfère l'eau pure. Le lait, qui a sa place dans les petits repas du matin et de l'après-midi, est mal toléré dans les grands repas. On peut le donner à petites doses et avec de l'eau de chaux. Les légumes et les fruits sont permis. On recommande la régularité des repas, une cuisine simple, mais bien présentée. Le régime ordinaire, plus 100 à 200 grammes de viande crue et deux œufs devient de la suralimentation. Il faut se contenter d'une augmentation de poids de quelques kilos et surtout la maintenir. Les aliments particulièrement recommandables sont le beurre frais, utile à tous les repas, les fromages, les céréales et les légumes secs. Il n'est pas rare d'être obligé de réduire la quantité des aliments, carnés ou autres, au moment où la guérison s'accentue. Qu'il s'agisse de la température du tuberculeux, de l'évolution de la maladie, du traitement proprement dit, ou de l'alimentation, les bizarreries individuelles réclament du médecin une souplesse d'observation et d'action, que la chronicité de la tuberculose ne rend pas toujours aisée.

Contre l'anorexie, que le repos et le changement d'air n'ont pu guérir, on déploie toutes les ressources de la psychothérapie, et on lui adjoint, à titre secondaire, les amers, l'élixir de Gendrin, la teinture de Baumé ou de Colombo, les persulfates alcalins et les arsenicaux. Ce qu'il faut dire au tuberculeux, c'est que l'appétit vient en mangeant. La volonté du malade fait le reste.

Contre l'aérophagie (voir plus loin).

Dans les troubles dyspeptiques on donne les préparations décrites au chapitre relatif aux médicaments. Au sanatorium, on a même retiré quelques bons résultats des injections de tuberculine dans les tuberculoses torpides. La suralimentation poussée à l'excès ne convient même pas à une minorité de tuberculeux ; chez les pléthoriques, il suffit de l'interrompre pour obtenir la disparition d'accidents congestifs ou inflammatoires graves. Par contre, les fébricitants, après deux ou trois jours de diète, doivent être alimentés dans la mesure possible. Pour tous les tuberculeux, l'alimentation ordinaire est préférable aux aliments d'exception. Les résultats de la cure d'alimentation se constatent par l'observation clinique, l'examen urinaire et l'augmentation parallèle de la densité et du poids.

Conclusions. — Les principes de la cure d'air et de repos au sanatorium vont avoir leur utilité dans le traitement à domicile pour le home-sanatorium Nous ne nous attarderons pas à donner des résultats. Ceux-ci sont peut-être surfaits par les uns, trop discutés par les autres. Il faut reconnaître que la cure hygiénique, si bien appliquée soit-elle, ne constitue qu'une méthode thérapeutique; l'expérience semblant démontrer que le traitement des tuberculeux est par définition plus complexe. L'éclectisme thérapeutique exige l'emploi de plusieurs procédés de guérison et non d'un procédé exclusif, tout au moins à cette date. Cependant le sanatorium nous enseigne à mieux comprendre la triade classique du traitement rationnel, il met en valeur la discipline librement consentie du malade et l'autorité sévère du médecin. Le rôle de ce dernier, dans la prophylaxie générale, est encore plus considérable. A ceux qui, dans notre pays, s'accommodent mal du régime du sanatorium, nous devons en rappeler sans cesse les règlements et, pour ce motif, nous en reproduisons les principaux plus loin.

Le sanatorium habitue, enfin, les malades à la pratique de l'hygiène en particulier pour le nettoyage des appartements, des ustensiles de table, pour la désinfection des crachoirs, du linge et des effets d'habillement, pour l'éducation de la toux, de l'expectoration, de la respiration, etc. Ses indications cliniques les plus spéciales sont les formes évolutives avec lésions récentes. Mais il pourrait rendre service à la majorité des tuberculeux : en quelques mois il leur apprendrait les règles antibacillaires et leur inculquerait de bonnes habitudes pour le traitement diététo-hygiénique. Dans la cure à domicile, médecins et malades bénéficieraient au plus haut point des résultats de cette éducation, qu'on a si bien fait d'imposer, sous la discipline militaire, à nos soldats tuberculeux.

La cure diététo-hygiénique à domicile ou home-sanatorium — A la conception militaire du sanatorium, qui doit son discrédit chez nous à une dicipline d'origine allemande, de nombreux confrères, qui connaissent la mentalité de leurs clients, opposent la conception française du home-sanatorium. C'est le traitement du tuberculeux dans sa famille et dans son milieu habituel. On fait intervenir souvent une question de sentimentalité « nous vous souhaitons de trouver le home-sanatorium au milieu des vôtres où vous ne rencontrerez pas plus de dévouement mais plus de tendresse. » Mais il faut beaucoup de volonte à un malade pour se soigner chez lui. Là, il conserve le souci de ses affaires, les entraînements de son ambiance et le médecin, qui passe le voir au cours de ses tournées, est trop souvent forcé de subir ses points de vue, contraires à la guérison. Cette manière de présenter la question, pose les indications de la cure à domicile et de la cure sanatoriale.

L'éducation hygiénique et anti-tuberculeuse devrait pouvoir être donnée au sanatorium pour tous les malades riches ou pauvres. Le sanatorium français doit rester familial, il n'est pas absolument nécessaire d'y faire un séjour prolongé ; mais là, mieux que partout ailleurs, on apprendra à se soigner avec toute la rigueur nécessaire, dès le début, et on y puisera la conviction de la nécessité d'un traitement prolongé. De même, les indisciplinés, les abouliques, et tous ceux qui ne peuvent se traiter convenablement chez eux devraient aller au sanatorium. Les établissements de ce genre ne seront jamais très nombreux surtout en comparaison du chiffre des tuberculeux. Il est donc superflu de les combattre ou de les défendre à l'excès. Le problème du traitement à domicile reste entier. Les malades capables de bien se soigner à domicile et d'obéir à leur médecin peuvent éviter un long séjour au sanatorium.

Nous verrons à propos de la prophylaxie générale que l'entente est possible aussi pour les dispensaires. Pour ne pas revenir sur le home-sanatorium en prophylaxie, nous pouvons résumer ici les grandes règles de la cure à domicile. Il est assez rare que le médecin ait lui-même à installer son malade selon les principes d'hygiène anti-tuberculeuse. Si la chose est possible, on désigne une habitation située à une altitude moyenne, à mi-côte, à l'abri des vents, des brouillards et de l'humidité. L'air et le soleil, à certaines heures, doivent pouvoir y pénétrer. A la ville, qui est à déconseiller, on choisira un quartier excentrique, une rue large, ensoleillée, à proximité des jardins. On donnera la préférence à un étage élevé. La campagne ou la montagne d'altitude convenable est la résidence de choix. Le choix du climat n'a jamais l'importance qu'on lui prête. Il arrive que des malades reviennent de Suisse où, malgré le climat, ils avaient de grandes oscillations thermiques et beaucoup de fièvre; tout s'apaise, la température tombe dès qu'ils arrivent dans un petit village de province quelconque.

Dans tous les cas, il faut assurer au malade, qui se soigne chez lui, une chambre à coucher spéciale orientée vers le sud ou le sud-ouest, sud-est en montagne. Un petit cabinet est souvent indispensable. Ni tapis, ni tentures, mobilier simple, parquets recouverts de linoleum. Près de la maison on cherchera un endroit un peu protégé du vent, ombragé sans excès, pour les séances de chaise longue, qu'il faut régler comme au sanatorium. Le balcon est nettement déconseillé.

Ce serait se répéter inutilement dans ce livre que d'insister sur la prophylaxie pour l'entourage, sur la stérilisation du foyer de contagion, sur l'utilité de deux jeux de crachoirs, stérilisés par la chaleur, l'eau de javel ou la solution deKuss (V. Désinfection), sur l'interdiction du balayage et de l'époussetage à sec, sur le nettoyage des vêtements en dehors de la chambre, sur la désinfection de celle-ci, du linge, des mouchoirs et de la vaisselle.

Le malade sera habitué à mettre, quand il tousse, un mouchoir devant sa bouche. Quand il sera couché, un linge épinglé sera fixé sur le lit, dans le même but. Une poche mobile ou un imperméable soutiendra le mouchoir, de petite dimension, changé chaque jour. Le tuberculeux ne devra pas embrasser les enfants.

La température (buccale ou rectale) doit être prise matin et soir. La cure de repos se réalise par un séjour au lit, suffisamment prolongé pendant la nuit et complété par une cure diurne réglée par le thermomètre. Les cures d'alimentation d'air et d'endurcissement se rapprocheront le plus possible de celles du sanatorium. Nous renvoyons le lecteur aux paragraphes précédents.

La psychothérapie commande quelque douceur, au début, pour entrer en confiance avec son malade. Elle comporte ensuite plus de sévérité. Et selon les conseils de Coste de Lagrave, il devient bien souvent nécessaire de dire aux tuberculeux : si vous ne faites pas ceci vous mourrez. Les prescriptions les plus draconiennes s'appliquent au traitement des poussées tuberculeuses, à la reprise du travail, presque toujours prématurée. Qui veut la fin veut les moyens. Ce n'est pas le malade qui a la responsabilité morale des fautes graves qui vont le tuer, c'est le médecin qui a manqué de foi et d'énergie dans ses conseils. Quand le praticien traite une maladie contagieuse, la diphtérie par exemple, il pense toujours à préserver l'entourage du malade. La chronicité de la tuberculose fait perdre de vue ces obligations. Imposer la séparation des enfants, dépister par des analyses précoces les cas nouveaux de contagion, instruire la famille du tuberculeux, telles sont les obligations élémentaires, dont nous devons relever l'importance considérable dans l'après-guerre.

La thérapeutique proprement dite.

A l'heure actuelle la cure hygiénique est, pour tous les médecins spécialisés dans le traitement de la tuberculose, beaucoup plus active que la thérapeutique proprement dite. En vérité, ni la chimiothérapie, ni les vaccins, ni les sérums ne nous ont donné le remède spécifique, toujours attendu.

On sait quelle est la complexité du problème. C'est un singulier ennemi que le bacille; il frappe 90 % de l'humanité et ses efforts, d'une désespérante chronicité, prennent la forme d'actions locales. Tantôt l'organisme le laisse pénétrer en nombre et alors apparaissent les formes les plus capricieuses et les plus variables d'allure, tantôt il semble établir une immunité partielle, tantôt il se produit une hypersensibilisation à ses poisons. Vivant, le bacille, avec ses substances adipo-cireuses, est aussi difficile à atteindre dans un tubercule ramolli que dans un tubercule induré, son acido-résistance lui permet, pour ainsi dire, de se moquer des médicaments, plus nocifs pour les cellules vitales que pour lui-même. Même après sa mort, il dégage encore des toxines, quoique moins redoutables et moins abondantes.

La nature et les conditions de l'immunité tuberculeuse sont mal connues. Un médicament, stérilisant à la manière de l'arsenobenzol n'existe pas. Que faire contre un pareil microbe, terriblement personnel, mais qui nous apparaît comme blotti dans une forteresse minuscule, sans doute au début, mais jusqu'ici désespérément imprenable. Bien plus, ses forces agressives se développent, semble-t-il, en raison directe des attaques qu'on lui fait subir. Aussi bien, sommes-nous vraiment en droit de nous féliciter de toute organisation contre lui. N'est-il pas vrai que, dans tel milieu médical, où la guérison est toujours si secondaire, on ne croit plus à aucun sérum, aucun vaccin, d'autres mêmes à aucune chimiothérapie possible ? N'est-il pas vrai que les plus beaux travaux, sortis des écoles vétérinaires, sont à peine applicables à l'homme. « J'estime, au surplus », écrit M. Vallée, directeur de l'école d'Alfort, « qu'en matière de tuberculose, on ne saurait, sans encourir d'assez grandes chances d'erreurs, généraliser aux diverses espèces les résultats expérimentaux obtenus chez l'une d'elles ; c'est sur les bovidés que doit être étudiée la tuberculose bovine ». Et le même auteur ajoute plus loin que les résultats obtenus par expérimentation chez le cobaye, ne pourraient pas être appliqués chez le bœuf. Nous voilà donc bien désarmés. Scepticisme, interdiction morale de l'expérimentation humaine, assimilation impossible, au point de vue thérapeutique, de tuberculoses évoluant sur des terrains ou des êtres différents, telles sont les causes de la stagnation scientifique. Cela ressemble à la guerre de tranchées, avec ses raids de détails, parfaitement illusoires au point de vue de la décision rapide et de la solution désirée. Loin de nous décourager contre tant de difficultés, nous pensons qu'au lieu de s'entêter dans l'isolement, avec l'espoir de bénéficier du travail du voisin, on gagnerait à mettre ouvertement nos moyens en commun, et à grouper, en plus grand nombre, les efforts. Et comme premier élément d'entente, pour l'expérimentation sur l'animal ou sur l'homme qui accepte un essai nouveau, comme pour les médicaments usuels, il faut distinguer les degrés de tuberculose. Etant donnée la résistance naturelle de l'organisme, qui défend au bacille tout progrès, tout développement dans des conditions énormes, il est permis, en théorie expérimentale, de négliger les premiers tubercules isolés, que nous avons tous portés à une époque de notre vie. En d'autres termes, ce n'est pas cette petite lésion qui, même guérie, se reproduirait ailleurs demain, que nous devons atteindre directement. Ce que nous savons du bacille nous montre que le résultat obtenu avec un médicament très actif, ressemblerait par trop au pavé de l'ours. En pareil cas, toute l'action thérapeutique doit porter sur le terrain.

Il faut le rendre tel que le tubercule, ne pouvant s'y développer, s'y crétifie. Les essais thérapeutiques en tuberculose précoce doivent viser à accroître les moyens de défense organique. C'est la période, où la cure diététo-hygiénique et toutes les médications font merveille. C'est aussi en étudiant les anciens tuberculeux à guérison réelle et bien consolidée qu'on trouverait des indications nouvelles pour fortifier le terrain. Dès que l'équilibre paraît se rompre et que l'assaillant bacillaire prend le dessus, le terrain va jouer encore un certain rôle incontestablement, mais le phtisiologue fait déjà des réserves pronostiques. La rupture d'équilibre implique elle-même une moindre résistance dangereuse, sinon une virulence microbienne extrême. Ici, il n'y a plus d'hésitation permise, on doit essayer d'agir contre le bacille et contre ses toxines, tout en secondant la défense organique. Et qu'on ne continue pas à nous dire que tout a été essayé. Ainsi que nous l'écrivions en 1913, les savants étrangers ne considèrent point cet ordre de recherches comme étant épuisé. Pourrait-il l'être quand il reste tout à faire, avec les mille questions, à peine entrevues, et qui se posent sous des horizons nouveaux : sensibilisation des vaccins, emploi d'espèces microbiennes du milieu même, auto-sérothérapie, après traitement chimiothérapique, mélange de sérums et de vaccins pour accroître la durée de résistance à une invasion microbienne nouvelle, injections intra-veineuses dans la période caractérisée, injections sous-cutanées s'il y a lieu de provoquer des réactions, etc. Tant pis si nous ne trouvons pas une formule unique, analogue au sérum de Roux, puisqu'il s'agit d'une maladie chronique qui, pas plus que la syphilis ou la morve, ne vaccine lorsqu'elle vient à guérir. Qui prétendrait utiliser le même remède contre le follicule qui commence, simple lésion locale, contre le ramollissement avec état général modifié, et contre les infections secondaires, où le bacille n'existe plus ou passe au second plan. Il importe peu que nous sortions des cadres tout faits des recherches habituelles; désormais, mieux instruits sur l'hypersensibilité humaine à la tuberculose et sur l'observation clinique, à défaut d'un vaccin ou d'un sérum total contre toute tuberculose aiguë ou chronique, la guérison, plus limitée de la phtisie pulmonaire, seule, reste encore assez séduisante pour tenter l'initiative et le patient labeur de tous les savants dignes de ce nom. Il est profondément regrettable de constater que les idées germées chez nous étaient, avant la guerre, fouillées et fécondées ailleurs. Le rôle de la science française, en tuberculose, se bornait à contrôler les travaux et à détruire les illusions des autres. Qui ne préférerait nous voir un peu plus unis et mieux organisés pour la victoire? Un pays comme la France, qui reçoit, surtout depuis la guerre, des subsides pour lutter contre la tuberculose, ne devrait-il pas être doté d'un laboratoire accessible à tous, c'est-à-dire aux cliniciens et non pas seulement aux théoriciens. Calmette, Renon, etc., l'ont réclamé bien avant nous. On y admettrait des volontaires pour travaux personnels et une équipe fixe pour la poursuite d'études méthodiques. Dans ce laboratoire régnerait, au lieu de telle mentalité, exclusive ou fermée, l'amour de la vérité scientifique; on n'y rencontrerait plus cette déformation de l'esprit, qui fait considérer toute étude, relative à la guérison des maladies comme un métier de rebouteur. Il serait superflu d'écrire des travaux n'apprenant rien de nouveau et simplement pour justifier les frais engagés. Les chercheurs bénévoles consigneraient à la fin de leur séjour au laboratoire et, en toute liberté, leurs idées et leurs critiques. Une commission de contrôle composée de $^2/_3$ de praticiens exerçant la médecine jugerait des conflits. Par exemple, deux professeurs de l'Ecole de médecine, un professeur du Collège de France ou de la Faculté des sciences, tous les trois qualifiés pour les recherches spéciales, trois praticiens de Paris et de la banlieue, trois praticiens de province, tous les six élus, parmi les présidents d'associations médicales professionnelles et par conséquent ayant la confiance des praticiens. Les subventions annuelles donneraient droit à l'envoi d'un délégué pour les séances de la commission. Mais toute discussion y serait loyale et pure de tout calcul. Le plus humble travailleur y trouverait des encouragements utiles et sincères; chacun, enfin, serait sûr, en communiquant les résultats de ses efforts et en les consignant au grand livre du laboratoire, de n'en pas perdre, comme aujourd'hui, le bénéfice, sinon matériel du moins moral.

Les subventions étrangères, les dons généreux ne s'éparpilleraient plus sur des services qui s'ignorent, se gênent et se jalousent. Qu'on choisisse un président de commission, homme de conscience, de progrès et de liberté scientifique et que le laboratoire de la tuberculose s'organise en 1920 avec ce programme non théorique mais pratique : les traitements ou le traitement de la tuberculose. En vingt ans, avec nos moyens nouveaux nous obtiendrions plus de résultats que l'humanité n'a pu en réaliser en 20 siècles avec ses moyens antérieurs. Nous sommes bien loin, écrivions-nous, toujours en 1913, bien loin de ce rêve. Si loin même, qu'il n'est pas un seul médecin, en ce moment, qu'une pareille utopie ne fasse sourire. L'utopie et le paradoxe sont parfois des vérités vues à distance, disions-nous, c'est toujours notre avis.

Les médicaments usuels. — Nous n'avons aucun médicament suffisamment actif pour neutraliser le bacille et ses poisons, sans détruire les cellules. Les deux ou trois produits usuels que nous allons étudier rapidement n'ont pas d'action directe nettement démontrée. Qu'on emploie l'arsenic pour ralentir la déminéralisation ou des toniques divers, on ne fait, en somme, que renforcer l'action de la cure hygiénique sur le terrain. Il serait également injuste et mal indiqué de priver les tuberculeux de quelques médicaments, ce qui est accordé à tous les chroniques dans un but de suggestion. « Même à ce titre, comme le dit Renon, le médicament devient le vecteur de la foi thérapeutique du médecin et jalonne d'espoir la route du malheureux phtisique ». Cette action psychique, Renon l'évalue à trois semaines environ. Il serait indispensable de varier toutes les semaines sans changer le principe du traitement. C'est la méthode des médications analogues sucessives.

Ce qu'il faudrait éviter, c'est une double faute fréquemment observée. La majorité des médecins admet qu'il faut prescrire des médicaments aux tuberculeux, mais les prescriptions hygiéniques sont trop souvent données sans aucune conviction. La minorité des médecins, qui connait à fond la cure diététo-hygiénique, affecte de mépriser toute action due aux médicaments. Il est évident que les arguments ne font pas défaut pour défendre ces deux lignes de conduite. Les premiers diront : « Il n'y a rien à faire, et, si j'ennuie mon malade, il ira voir un confrère qui se soumettra à tous ses désirs. La lutte hygiénique utile, c'est la Chambre des Députés qui doit l'entreprendre en combattant le taudis et l'alcool. » Les seconds diront : « Les médicaments anti-tuberculeux détériorent les voies digestives, provoquent des réactions dangereuses. S'ils sont inoffensifs, ils entretiennent l'illusion des malades et ceux-ci ont, sans cela, assez de tendance de se délivrer des règles de la cure d'hygiène méthodique, désagréables pour eux. » Il faut donc associer les deux traitements hygiéniques et médicamenteux.

Nous avons dit qu'il n'existait pas de médicaments très actifs pouvant être prescrits à tous les tuberculeux. Les quelques bons remèdes, dont nous disposons, n'ont de valeur que s'ils sont adaptés à chaque cas, s'ils sont variés, enfin – c'est malheureusement la règle — s'ils ne reposent pas sur des conceptions trop exclusives. L'un s'en tiendra, pour tous ses malades, à une formule hypodermique invariable, l'autre à une formule de cachets composés, etc., etc...

Nous ferons une remarque, volontairement très élémentaire, d'ailleurs, qu'un praticien seul peut se permettre dans un livre. Que chacun de nous fasse son examen de conscience, il la trouvera moins puérile. Un malade se présente avec des signes stéthoscopiques insignifiants mais il est préphtisique. Doit-on lui accorder, sur sa demande, les médicaments de la phtisie. N'est-il pas préférable de lui imposer l'hygiène dans toute sa rigueur. Dans une famille éclairée, une jeune fille a un examen bactériologique reconnu positif, avec une petite lésion accidentelle et qui, par une chance heureuse, se vide et avertit; doit-on lui accorder sur sa demande les tous médicaments de la phtisie. N'est-il pas préférable de lui imposer l'hygiène dans toute sa rigueur. Un troisième malade a, non plus une petite atteinte bacillaire, mais un foyer étendu, avec une résistance organique évidente; doit-on lui accorder, sur sa seule demande, les médicaments de la phtisie, sans lui imposer l'hygiène dans toute sa rigueur. Un quatrième malade présente des lésions aussi étendues mais avec une résistance individuelle amoindrie, un cinquième fait des associations microbiennes, etc.; allons-nous prescrire à toutes ces catégories de tuberculeux de l'arsenic, de la créosote et de l'huile de foie de morue. Cette remarque, si banale soit-elle, doit éclairer et guider notre conduite. Une poussée tuberculeuse de longue durée suffit pour que notre traitement soit entièrement contre-indiqué. Une manifestation aiguë peut devenir justiciable de la sérothérapie de Vallée ou de Jousset; une variété torpide sera influencée favorablement par la modification perturbatrice de la tuberculinothérapie. De même les médicaments, en tuberculose, ne peuvent être utilement conseillés qu'en poursuivant attentivement l'observation clinique du malade. Dans les mêmes conditions, leur suppression absolue s'impose quelquefois. Il est donc impossible de codifier la thérapeutique de la tuberculose. *Chaque tuberculeux relève d'un traitement qui ne convient qu'à lui seul.* Dans les périodes avancées de la maladie, nous conseillons les petites doses médicamenteuses répétées en changeant de traitement tous les mois.

Comme déduction rationnelle nous examinerons les deux ou trois médicaments les plus usuels qui semblent agir le mieux sur le terrain et nous citerons de même ceux de la tuberculose confirmée.

A l'exemple de Renon dans son livre : « *Traitement scientifique de la tuberculose pulmonaire* », nous étudierons tout d'abord la récalcification. Soit à l'hôpital, où l'on retrouve la formule de Ferrier sous la forme d'une poudre phosphatée, soit au sanatorium, où la même formule devient une spécialité telle la Tricalcine, la récalcification passe pour la médication la moins dangereuse et la mieux acceptée par les malades ; ce qui n'est pas sans intérêt pratique dans une maladie très longue où l'intégrité des voies digestives est indispensable à la guérison. La théorie de Ferrier de la récalcification, fondée au début (1900) sur l'observation dentaire, conserve aujourd'hui toute sa valeur pratique, ce qui est assez rare pour une théorie. P. Ferrier a pensé que les causes de décalcification dentaire des tuberculeux restaient les mêmes pour la décalcification générale de l'organisme de ces malades. Son traitement de la tuberculose par récalcification a fait l'objet d'une communication à la Société médicale des Hôpitaux, le 30 mars 1906. Les deux principes, qui dominent la méthode, sont encore vrais : il faut d'abord prévenir chez le tuberculeux toute perte de sels de chaux et il faut aussi restituer à l'organisme le sels qu'il perd. « Il ne suffit pas uniquement de prendre de la chaux, mais d'en garder. » Quelles que soient les objections de Guinard, Kuss, etc., les observations, portant sur les malades justiciables de cette méthode, permettent de constater que ce résultat peut être atteint. Renon affirme qu'elle donne des résultats indiscutables. Il se montre très satisfait de son action et déclare ceci : « J'ai été très heureux de voir mon distingué collègue, M. Letulle, se rallier à cette méthode pour le traitement de la tuberculose dans les dispensaires, où elle a rendu « un service incalculable tant à l'individu qu'à la collectivité (Letulle). » Sergent à son tour écrit : « Dans tous les cas, où j'ai fait suivre ce traitement, j'ai constaté une augmentation importante et rapide du poids, une diminution des sueurs. quand elles existaient, une atténuation de la toux et de l'expectoration La méthode de récalcification est un agent préventif de tout premier ordre chez les prédisposés, et un moyen curatif merveilleux au début de la maladie. De tous les traitements de la tuberculose, c'est elle, qui réserve le moins de déception et le plus de succès. » Renon et Sergent ont associé, non sans succès, ce traitement à la tuberculinothérapie. Quelques auteurs sont d'avis que les sels insolubles de chaux, seuls actifs dans la récalcification, agiraient par production dans l'organisme de petites doses de chlorure de calcium. « Le chlorure de calcium a une action biologique considérable. » A notre avis, c'est l'ensemble des conseils donnés par P. Ferrier et le choix des sels insolubles qui expliquent les résultats nouveaux, car les sels de chaux étaient prescrits depuis longtemps, avec un certain scepticisme d'ailleurs. Le régime a donc autant d'importance que la prescription médicamenteuse proprement dite. Ce régime a pour but, d'après Ferrier lui-même : « 1° D'éviter l'ingestion d'acides inorganiques ou organiques, sauf certains chlorures. 2° D'introduire dans l'estomac la chaux nécessaire sous forme d'un mélange à parties égales de carbonate de chaux et de phosphate tribasique de chaux, donnés en doses de 0,40 à 2 grammes en deux fois, chacune à l'un des principaux repas ; il ajoute un peu de chlorure de sodium et de magnésie calcinée ; 3° De supprimer les fermentations gastriques, d'abord par l'absorption, trois quarts d'heure avant chaque repas, d'un verre d'eau bicarbonatée calcique, dont l'eau de Pougues offre le type le plus répandu en France, ensuite par la réglementation des repas, aussi bien dans leur qualité et leur quantité que dans leur espacement.

« Relativement à la qualité, il y a lieu de prescrire complétement tout liquide alcoolique, fut-ce de la bière, et, d'une façon sévère, les aliments uniquement gras et les préparations utilisant beaucoup de graisse (l'huile de foie de morue si souvent cause de désordres, si rarement utile, est comprise dans cet ostracisme), de tolérer parcimonieusement le pain (300 grammes par jour), de supprimer, en dehors des repas, toute ingestion autre que celle de l'eau bicarbonatée calcique, la même qui servira aux repas.

« On conseillera la viande, le poisson, les œufs, les légumes, les pâtes, le tout distribué de manière à être agréable au patient et mesuré de telle sorte que, dans son estomac, il ne reste rien une demi-heure ou une heure avant le repas suivant. Il ne faut pas tabler sur la valeur alimentaire du sucre pour en donner de grosses quantités.

« Les repas devraient être pris : le matin à sept ou huit heures, à midi et sept ou huit heures du soir. Il n'y aura que trois repas, pas un de plus. On ne saurait admettre la plus petite infraction ou tricherie au régime ».

Ce régime a des effets très intéressants chez les tuberculeux dyspeptiques et suralimentés; mais s'il n'y a pas d'inconvénients à faire des séries assez longues d'une cure de sels de chaux, nous partageons l'avis des contradicteurs de Ferrier pour réduire la période de restriction au strict nécessaire. On ne doit pas se laisser fasciner par cette idée exclusive d'aider à la conservation des sels de chaux. En privant, pendant longtemps, le tuberculeux des aliments, qui lui sont très utiles, la médication dépasse le but. Quel est le régime, il est vrai, qui peut être continué indéfiniment sans danger pour le patient. Sévères, au cas d'erreurs graves d'hygiène, atténuées, si l'examen journalier des urines permet quelque adoucissement, les prescriptions alimentaires négatives de la décalcification ne seront jamais prolongées au delà du temps nécessaire à une récalcificaiion périodique et plus active.

Renon emploie des formules modifiées avec addition de cinq milligrammes de fluorure de calcium, un centigramme de protoxalate de fer, etc La pharmacie a spécialisé la formule de Ferrier avec ses associations médicamenteuses; elle s'emploie simple (c'est la formule classique), adrénalinée (pour les hypotendus), méthylarsinée (les sels d'arsenic ralentissent l'élimination de la chaux), fluorée (le fluor, d'après Gautier, a un rôle fixateur et intervient dans la constitution des noyaux cellulaires). On a préconisé la même formule contre les dyspepsies acides. Il est, en effet reconnu que les médicaments, qui entrent dans les formules de récalcification, loin de nuire aux fonctions digestives, comme tous les médicaments antituberculeux, sont antidyspeptiques. Ils ont des effets secondaires les plus heureux sur l'estomac.

Ainsi comprise et limitée à ses indications véritables, la récalcification est le seul traitement inoffensif et admis par la majorité. On la complète par l'emploi des phosphates physiologiques sous la forme de légumes secs, décoction de céréales, de jaunes d'œufs, pois, cervelle de mouton, poisson.

La déminéralisation et les échanges respiratoires ont été bien étudiés par Robin. Ses conclusions relatives aux échanges respiratoires ne sont pas admises par la généralité des phtisiologues. Ses recherches sur les pertes de l'organisme en sels minéraux et sur la reminéralisation sont extrêmement intéressantes.

La médication tonique est voisine de la précédente, mais elle ne repose pas sur les mêmes idées. Le tanin, s'il est bien toléré par l'estomac et aussi par l'intestin, a une double action générale et locale sur l'évolution lésionale. Coste de Lagrave a prétendu que le tanin devait être le pain quotidien des tuberculeux. Luton, de Reims, a fait connaître les effets de l'extrait de feuilles de noyer dans les poussées aiguës Le tanin préparé à l'alcool se prend à la fin du repas, 0,50 à 1 gramme dans un verre de boisson ordinaire, selon le procédé de Coste de Lagrave. Le sirop iodo-tannique peut être mélangé à 100 grammes de lait, qui fait bien tolérer le tanin. L'œuf est encore meilleur : faire dissoudre dans un peu d'eau la dose de tanin, remuer avec un œuf frais. Le tanin est mieux supporté chez ceux qui consomment beaucoup d'œufs et de viande. A son action contre la putréfaction des albuminoïdes dans le tube digestif et contre les fermentations, s'en ajoutent d'autres : il détermine des réactions de foyers, facilite l'assèchement des bronches et la sclérose. Il est surtout indiqué dans les tuberculoses peu fébriles, cependant il se montre très utile dans les tuberculoses fébriles commençantes. Signe d'intolérance : les pesanteurs d'estomac. Renon emploie volontiers, contre les diarrhées tuberculeuses, le tannate de chaux en sachets à la dose de 0,25 à 0,50 grammes matin et soir. Le quinquina et le vin de Bordeaux ont leurs partisans, car ils permettent l'ingestion de tanin physiologique. Tout dépend de leur qualité et de la tolérance des malades.

L'arsenic, médicament d'épargne, non sans action sur la composition du sang, ralentit la décalcification, stimule la nutrition et le système nerveux. Nous l'avons prescrit en solution, à la dose de quelques milligrammes d'arséniate de soude par jour, ou sous la forme de granules de dioscorides (3 à 5), ou de liqueur de Fowler, à doses progressives, stationnaires et régressives. Les cacodylates, l'arrhénal, ont remplacé sans grand avantage les anciennes préparations; car, employés sans la prudence voulue et en dehors des indications, les injections de cacodylate peuvent provoquer des accidents congestifs, de la tachycardie et des hémoptysies.

Nous savons que le sirop iodo-tannique convient par son tanin aux formes torpides immobilisées et mieux encore aux tuberculoses ganglionnaires ou très bénignes. En pareil cas, une part d'action thérapeutique revient à l'iode ou à l'iodure de potassium. L'iode à hautes doses (6 gouttes de teinture par jour au moins) a donné des résultats très heureux dans certaines localisations médiastinales et les renseignements de la radioscopie éclairent ses indications.

Parmi les médications usuelles, nous avons à mentionner l'huile camphrée. Contrairement aux autres médicaments, elle ne trouve pas seulement son emploi dans la préphtisie ou la tuberculose commune ; elle peut être utile à toutes les périodes et même à la phase ultime de la maladie. On la prescrit en injections tous les deux jours, pendant quinze jours, par exemple.

Les questions des colloïdes, des micelles, des associations de médicaments et de colloïdes restent à l'étude. Nous n'avons constaté que des effets de suggestion sans autres résultats certains.

Les lipoïdes qui ressemblent, par quelques-unes de leurs qualités, aux colloïdes, devraient théoriquement se montrer actifs. Et les études de Calmette et Guérin sur des préparations de bacilles en milieu biliaire, donnent à la paratoxine, extrait de bile dissout dans l'éther de pétrole, un intérêt scientifique indéniable; mais, en pratique, les résultats sont très discutés.

Tous ces médicaments, d'usage courant, s'adressent à l'état général. Avec les suivants, on se propose d'agir sur les voies aériennes.

La créosote ne réussit que dans quelques cas. En général, il s'agit de tuberculoses plus ou moins larvées ou latentes. Le procédé de choix, pour l'administrer, est le lavement de lait avec vingt à trente gouttes de créosote. On donne ce lavement tiède avec une sonde urétrale. Les injections, déjà moins nocives, se pratiquent dans les régions trochantérienne, fessière et crurale. Les méfaits de la créosote sont nombreux ; au moindre signe d'intolérance on doit s'en abstenir. Ces signes sont des vertiges, des urines noires, des douleurs au niveau des reins. Le gaïacol et ses multiples dérivés ont des indications variables.

L'adrénaline serait un bon facteur de réminéralisation.

La créosote, le gaïacol, le goménol, font partie de la médication désinfectante. Les inhalations, vapeurs, les brouillards médicamenteux, les injections intratrachéales concourent à ce même but. De la Jarrige et Mendel utilisent l'huile eucalyptolée ou goménolée à 5 ou 10 % en injections intratrachéales quotidiennes de 5 à 10 cc., pendant plusieurs semaines et plusieurs mois.

La révulsion, judicieusement appliquée, doit être mentionnée dans ce résumé de médications usuelles. Ventouses, sinapismes, vésicatoires volants, raies ou pointes de feu, teinture d'iode faiblement gaïacolée ou additionnée d'une ou deux gouttes d'huile de croton, constituent des moyens thérapeutiques, qu'on aurait tort de négliger. De même, les frictions alcoolisées ou formolées, les lotions, les applications humides.

Conclusion. — Aux médications exclusives et qui ne conviennent qu'à un très petit nombre de malades, il convient d'opposer une action éclectique et aussi complète que possible. C'est ainsi que dans une tuberculose confirmée on doit agir à la fois sur le terrain et sur les foyers; contre les lésions seules on peut prescrire à la fois du tanin dans du lait ou avec un jaune d'œuf, de la créosote dans du lait en lavement, des injections intraveineuses de cyanure de mercure à faible dose dans des périodes fébriles rebelles à tous les antithermiques, etc., etc. Dans les formes plus avancées encore, avec associations microbiennes, on ajoute au traitement la médication désinfectante par injections intra-trachéales, inhalations et l'on s'en tient aux petites doses thérapeutiques fréquemment renouvelées. Mais il n'entre pas dans notre programme de développer les traitements médicamenteux de la tuberculose. Nous passons simplement en revue nos moyens les plus actifs, sans y insister (1).

---

(1) Voir les *Traitements nouveaux en clientèle*, du même auteur. (Editeurs, Maloine et fils, 6e édition, 1919).

Médicaments d'urgence

Ce sont les médicaments de l'hémoptysie, de la fièvre très élevée, des vomissements, de la toux. Ils sont tous bien connus. En pratique, on traitera *l'hémoptysie* du début par le repos, la glace *per ore* et localement sur le testicule ou sur le point du thorax qu'on suppose être le lieu d'origine de l'hémoptysie, une potion de chlorure de calcium, des injections d'émétine. Les efforts de toux, en période d'hémoptysie, doivent être calmés par les opiacés. On ordonnera vingt-quatre heures de diète. On a préconisé la ligature de la racine des membres. L'action de l'ergotine sur le poumon est discutée. Le nitrite d'amyle est un médicament d'urgence, qui semble moins incertain. L'ipéca convient aux hémoptysies graves; il ne faut pas se laisser impressionner par les premiers effets alarmants de cette médication. Enfin, citons le sérum gélatiné, qui a de nombreux partisans. L'action morale du médecin est très forte au cours de l'hémoptysie. Il doit savoir inspirer confiance à son malade. Dès le deuxième ou troisième jour on reprend le régime lacté ou le bouillon et dès que les crachats ne contiennent plus de sang rouge vif, le retour à l'alimentation normale s'opère avec la prudence dictée par chaque cas.

On ne saurait admettre sans réserves la théorie, suivant laquelle l'hémoptysie du début aurait un processus de défense et, par suite, un symptôme très favorable. Les tubercules, en ce cas, n'expliquent pas toujours les crachements de sang; d'autres causes interviennent : insolation, effort, fautes d'hygiène, etc. Les conseils de détails conservent donc toute leur valeur préventive. Les hémoptysies qui traînent, peuvent être justiciables du traitement ambulatoire. Nous ne pouvons insister sur les hémoptysies menstruelles, un peu spéciales.

Fièvre. — La famille, plutôt que le malade lui-même, demande des antithermiques contre l'exacerbation fébrile. Le tuberculeux, s'il n'est pas suggestionné par le thermomètre, sent très peu sa fièvre; il existe de nombreux cas, où l'euphorie et la fièvre vont de pair, la sensation de fatigue et de *tædium vitae* se manifestant dès que la courbe de température fléchit. Si cette forte poussée fébrile est exceptionnelle, les antithermiques sont permis. Il est rare qu'on soit autorisé à les prescrire longtemps. On ne se propose d'ailleurs pas de couper totalement la fièvre, ce qui est souvent très difficile. Il faut savoir se contenter de l'atténuer un peu. Il nous est arrivé d'obtenir des chutes impressionnantes avec des antiseptiques classiques, en injections intraveineuses, chez des malades dont la température restait très élevée avec les mêmes antiseptiques en injections sous-cutanées.

Dans le traitement de toute fièvre tuberculeuse, les notions pathologiques sont du plus grand secours. Le malade du sanatorium, qui fait sa cure d'air et de repos avec un peu de température vespérale et de l'apyrexie le matin, ne retirera pas grand bénéfice des antithermiques. Après leur emploi, la fièvre remonte. Au contraire, chez le même malade, une ascension brusque de la courbe fébrile peut devenir une indication d'agir. Le résultat ne sera pas encore très heureux. Il n'en est plus de même pour un tuberculeux plus ou moins évolutif et qui se surmène d'une manière quelconque, le surmenage, en tuberculose, pouvant commencer dès que le malade reste debout au lieu de rester couché. A partir de 37,8, on doit imposer la cure d'air et de repos.

Si les causes sont ainsi extérieures, le bon sens et l'hygiène nous conseillent de les supprimer, d'instituer le repos complet. Prescription bien simple, en apparence, mais qu'on n'accueille jamais comme un cachet de pyramidon ou de n'importe quel autre produit similaire. L'alimentation, elle aussi, augmente la fièvre, par excès ou par défaut. Cette contradiction apparente n'est nullement rare en clientèle. On admet que l'alimentation doit être reprise, malgré la fièvre, chez tout malade que la diète ne rend pas apyrétique après trois ou quatre jours.

Contre la *toux* et les vomissements causés par elle, on prescrit des pilules d'extrait d'opium, une potion avec du sirop thébaïque et très peu d'eau chloroformée. Les médicaments sédatifs de la toux, pullulent. En dehors des crises, qui nécessitent un traitement d'urgence, l'éducation de la toux s'impose pour tous les tuberculeux. Nous préférons aux médicaments, les inhalations et contre la toux émétisante, les applications locales chaudes et le repos complet *post prandial*. Les cures d'air et d'endurcissement préviennent d'ailleurs les bronchites au lieu de les provoquer, ainsi qu'on l'entend dire parfois comme elles suppriment les *sueurs nocturnes*.

Il ne faudrait pas croire que la médecine d'urgence en phtisiothérapie n'ait aucune corrélation avec les médications générales de la tuberculose. Qu'il s'agisse de fièvre, de toux, d'hémoptysie, en soignant ces accidents d'une manière rationnelle, on contribue au traitement général, on seconde la tendance favorable d'une poussée nouvelle. Au contraire, un tuberculeux fébrile, qui méprise sa fièvre, qui se promène et qui se fatigue dans une mesure quelconque, aggrave son état ; un grand tousseur irrite ses bronches et ses poumons, etc. A notre avis, tout se tient, dans l'évolution de cette maladie. Dans la vie d'un homme arrivé à un âge assez avancé, on remarque combien certains effets remontent à des causes lointaines et qui nous avaient semblé jadis insignifiantes et sans portée parfois aucune pour l'avenir. Que d'observations de tuberculeux pourrions-nous publier, où l'aggravation est la conséquence de petites négligences, mais accumulées sans cesse au cours de l'existence.

Le traitement dit spécifique.

Nous savons combien il semble difficile de demander à la chimiothérapie une action spécifique sans léser les cellules et les éléments nobles que la tuberculose respecte dans ses premières phases. L'application des méthodes pastoriennes n'est pas moins déconcertante. La tuberculose chronique ne se comporte pas comme une maladie aiguë et cyclique. Les phénomènes de Koch, d'Arthus, la question des poussées tuberculeuses, compliquent singulièrement la recherche et l'emploi des sérums ou vaccins. On admet désormais qu'il n'existe aucune immunité naturelle en tuberculose et que l'immunité provoquée est restée jusqu'ici voilée par l'anaphylaxie. Il ne faut pas confondre, dans ces questions, l'immunité avec la résistance ou l'hypersensibilité. La tuberculose peut guérir sans vacciner comme la morve. Les réinfections restent toujours possibles et les observations intéressantes de Marfan, sur la guérison des tuberculoses locales dans leurs rapports avec la tuberculose pulmonaire, ne s'appliquent pas du tout aux réinoculations possibles. Ce qui exagère encore les difficultés, c'est l'impossibilité d'assimiler des résultats thérapeutiques d'une espèce à des effets semblables pour une espèce différente. Malgré toutes les théories actuelles, la question des sérums et des vaccins demeure entière. C'est dans l'organisation d'un laboratoire national qu'on peut conduire l'expérimentation avec méthode. Que d'efforts utiles on peut entrevoir, si tout le monde veut bien partir des vérités essentielles sur le diagnostic, sur les poussées évolutives, sur la vaccination et la sérothérapie, isolées ou associées, sur la résistance, sur l'immunité relative. Ainsi faisant, les contradictions s'émoussent, les conclusions expérimentales s'affirment dans les conditions souhaitables. Est-ce à dire que la recherche de la guérison par des procédés plus simples serait interdite. C'est bien loin de notre pensée. Mais, dans un ordre de recherches donné, rigoureusement scientifique, tous les malentendus proviennent de ce que chaque savant s'imagine, dans sa tour d'ivoire, posséder la seule opinion défendable et, malgré ses échecs pratiques, il conserve assez de force et de foi en ses idées pour décourager un rival. Nous possédons des éléments cliniques qui permettent de classer les malades suivant l'importance et l'ancienneté des lésions, suivant leur caractère évolutif ou leur immobilisation apyrétique actuelle. Quels progrès se réaliseraient en six mois à deux ans, si l'on appliquait par catégories des traitements nouveaux préalablement vérifiés en médecine expérimentale !

Avant de décrire rapidement les divers sérums, nous devons dire un mot de la résistance et donner l'opinion, à cette date, des chercheurs les plus qualifiés. Vallée, d'Alfort, dans un travail publié depuis la guerre, insiste sur la nécessité de faire porter les recherches sur des types bacillaires en rapport avec l'espèce de l'animal d'expérience. Les poussées évolutives dépendent du terrain ; les bacilles peuvent rester tranquilles sans produire la caséification ou l'ulcération. La résistance organique peut être accrue par l'injection de bacilles vivants : celle conférée par voie sous-cutanée est inférieure à celle que l'on obtient par voie sanguine. Le vaccin bilié (culture sur pomme de terre cuite dans de la bile de bœuf glycérinée à 5 %) est inoffensif pour le bœuf, même en inoculation intraveineuse, et la résistance a pu durer plus d'un an et même dix-huit mois. Ce n'est pas de l'immunité. « Il n'y a immunité », fait observer Vallée, « qu'autant que l'organisme, dit immunité, jouit de l'aptitude à résorber intégralement les germes qui le pénètrent ; on ne saurait, quant à présent, parler ni d'immunisé, ni d'immunisation antituberculeuse, les animaux, dits vaccinés, demeurant, lorsqu'ils se contaminent, des infectés latents, porteurs de bacilles virulents et de lésions microscopiques. Mais l'augmentation de résistance, dans ces expériences, se traduit par l'inaptitude à réaliser des lésions bacillifères folliculaires et envahissantes ». Il faut trouver un vaccin, qui offre, « avec les garanties nécessaires d'innocuité, la plus grande lenteur de résorption ».

En somme, en matière de vaccin, ce qui refroidit la confiance, *à priori*, c'est que la force réactionnelle qui semble mesurer la résistance, ne s'installe qu'avec une première lésion tuberculeuse ; elle augmente avec les progrès de la maladie et disparaît après la guérison. Voilà des conditions, qui ne se retrouvent, ni dans la diphtérie, ni dans la variole. Certes, de pareilles remarques sont de première importance. Mais que se propose-t-on ? Augmenter par une formule vaccinale, sans cesse perfectionnée, la durée de la période de résistance. Rappelons les conditions organiques de la résistance individuelle au bacille. L'immunité n'existant jamais à la naissance, chez tout être humain sain, la première attaque bacillaire détermine un foyer local. Nous n'avons pas à redire ici ce qui se passe depuis le moment où les bacilles franchissent les voies aériennes ; de là, ils peuvent être encore rejetés par la toux et l'expectoration ou ils s'installent dans les glandes (amygdales, etc.), dans les ganglions cervicaux profonds, médiastinaux, mésentériques, etc. Arrivés par voie lymphatique au poumon, dans les formes chroniques, ils s'installent dans des zones pulmonaires plus ou moins silencieuses. Leur développement est variable à l'apex, près de la plèvre ou du hile, près d'un gros vaisseau. Quoi qu'il en soit, les tissus réagissent, les leucocytes s'accumulent, le tubercule se forme. Ainsi s'élève une barrière de protection entre le foyer bacillaire et l'organisme. Cette protection est simplement mécanique et, au cas de voisinage d'un vaisseau, des efforts peuvent déterminer l'ouverture du tubercule et provoquer la tuberculose aiguë par infection sanguine. Protection efficace, tant qu'il ne s'établit aucun courant vasculaire, mettant en rapport le foyer tuberculeux et d'autres régions du corps. Plus la barrière fibreuse est dure et solide, moins les symptômes sont graves. Mais, si le bacille a une action constante, rien n'est plus variable que le terrain, où il vient élire domicile. Et dans les causes qui favorisent soit la transformation scléreuse, soit la caséification, il faut admettre qu'il existe quelque chose de congénital et la tuberculose chronique devient une maladie de faiblesse, par cette moindre résistance, qui peut dater de la naissance ou résulter d'une déchéance acquise. Si tout semble concourir, au début, pour localiser le foyer, plus tard, surtout avec des bacilles nombreux, la réaction ne se traduit plus par des cellules de type unique ou par une production conjonctive, mais les leucocytes affluent nombreux et de formes variables ;

on peut noter, heure par heure, leur action, la résistance semble s'accroître avec l'importance des lésions.

Ces notions posent le problème de la guérison sans le résoudre. Si l'on veut songer au nombre considérable de travaux qui n'ont abouti jusqu'ici qu'à des conclusions négatives, on comprendra qu'il est impossible de résumer et même de citer les plus importants. Nous décrirons quelques sérums et vaccins expérimentés en France. Parmi les sérums les plus récents sont ceux de Vallée et de Jousset. Parmi les vaccins, ceux de Vallée, Calmette et Guérin, Rappin, etc. Nous parlerons enfin de la tuberculine de l'Institut Pasteur et de ses indications.

Sérums. — Avec le sérum antituberculeux, on se propose de réaliser une immunisation passive, c'est-à-dire que le sérum apporte au malade des anticorps tout préparés et l'organisme n'aura pas à les fabriquer lui-même. Ce que nous avons dit suffit à démontrer que les sérums antituberculeux actuels, même s'ils dévient le complément, ne ressemblent en rien au sérum antidiphtérique, par exemple. Ils s'emploient de préférence dans les tuberculoses franchement aiguës et dans les poussées aiguës de la tuberculose chronique. Les plus inoffensifs, le sérum simple lui-même, peuvent causer — et c'est assez fréquent — de petits accidents sériques assez désagréables dans une maladie de longue durée. Les grands accidents, bien décrits par Guinard, surviennent quelques secondes après l'injection : phénomènes vaso-constricteurs et dyspnée, toux irritative, vomissements, céphalées ; les accidents plus tardifs se traduisent par une tendance syncopale avec sueurs et malaises. La voie rectale prévient, en général, la plupart de ces accidents, qui ne sont pas mortels.

Le sérum de Vallée est un essai de vaccin total. Il se montre surtout antitoxique dans les phases aiguës de la tuberculose et il est bien toléré. Il agit dans un nombre de cas assez restreint, mais alors son action est indéniable. Castaigne et Gouraud, Rénon, Boureille l'ont expérimenté. Nous avons pu l'étudier nous-même, grâce à l'amabilité de M. Vallée, qui a bien voulu nous remettre des flacons de sérum de 10 cc. L'injection hypodermique se pratique tous les quatre jours; de même l'injection intrarectale, qui ne sera faite qu'après un lavement de propreté. Les accidents anaphylactiques, qui ont souvent coïncidé avec les meilleurs résultats observés, sont peu graves si le malade reste couché; il est bon de ne pas l'alimenter deux heures avant et une heure après l'injection, suivant l'avis de Boureille, qui a publié une étude assez complète de ce sérum avec observations des malades. Les malades sont avertis des accidents possibles, mais les précautions antianaphylactiques ne sont pas négligeables. Nous avons expérimenté le sérum de Vallée. en injections intrarectales. Ne pouvant faire d'essai en médecine militaire les quelques malades civils traités et mal suivis sont insuffisants pour publier des conclusions. Nous avons ajouté du fluorure de sodium en quelques cas.

Voici comment M. Vallée présente son sérum :

« Les chevaux, qui produisent le sérum, sont choisis jeunes (4 à 5 ans) et très solides. D'abord immunisés par inoculations intraveineuses de bacilles équins peu virulents, administrés de trois en trois mois, ils reçoivent ensuite des bacilles humains en pleine virulence, à des doses allant, après deux à trois ans de préparation, à 200 milligrammes d'un seul coup. Ainsi supervaccinés, ces sujets reçoivent sous la peau, ou dans les veines selon leurs réactions, des exotoxines (représentées par les bouillons de culture de bacilles humains très virulents et toxiques), et des endotoxines obtenues par broyage des bacilles virulents et vivants de ces cultures. Ces chevaux sont donc préparés d'avance à donner un sérum à la fois antimicrobien, antitoxique et anti-endotoxique, c'est-à-dire un sérum complet. Les microbes inoculés et les poisons injectés aux chevaux sont tels que les cultures les fournissent, non chauffés, non modifiés. Rien de commun, donc, avec l'immunisation aux bacilles cuits de Maragliano ou aux filtrats de Marmoreck. Le sérum est recueilli un mois après une dernière injection, puis chauffé quatre fois à 56° durant une heure, enfin conservé six mois à la glacière, tout ceci dans le but de détruire la toxicité normale du sérum et de réduire les chances d'anaphylaxie. »

Le sérum de Jousset a subi plusieurs modifications depuis sa première description. L'auteur s'efforce sans cesse de le perfectionner. Il estime qu'il est déjà arrivé à un point qui permet de le préconiser dans les tuberculoses aiguës ou suraiguës. Il est à base de bacilles et de dérivés bacillaires issus d'une souche humaine éteinte. M. Jousset a bien voulu me donner sa technique; en voici les principaux extraits :

« Son emploi se limite aux tuberculoses
« fibreuses suivantes :

« Granulée, généralisée ou à élection
« pleuro-pulmonaire;

« Péritonites, à forme aiguë ou subaiguë,
« ascitiques;

« Pleurésies primitives ou secondaires;

« Tuberculose ganglio-pulmonaire de l'en-
« fant;

« Tuberculoses pulmonaires broncho-
« pneumoniques ou pneumoniques ouvertes
« ou fermées, à marche rapide et à tendances
« extensives, à la condition *qu'elles soient*
« *ouvertes;*

« Poussées aiguës au cours d'une tubercu-
« lose pulmonaire chronique.

« Il convient, en général, à la plupart des
« tuberculoses *aiguës ou subaiguës*, dont le type
« fébrile. sévère ou léger, continu, subcontinu
« ou rémittent, comporte un train à peu près
« régulier où l'écart des températures mati-
« nale et vespérale n'excède pas deux degrés.

« Il est particulièrement indiqué chez l'en-
« fant, dont les manifestations bacillaires
« sont ordinairement aiguës et qui tolère bien
« mieux les sérums thérapeutiques, que ne
« le font l'adulte et surtout le vieillard.

« Les hémorragies tuberculeuses, quelle
« qu'en soit la source (hémoptysies, héma-
« turies, mélaena) constituent, ne fut-ce
« qu'au point de vue hémostatique, une in-
« dication supérieure et formelle de séro-
« thérapie.

« Le sérum ne conviendra donc ni aux
« tuberculeux chroniques apyrétiques, ni
« aux formes avancées à type fébrile hecti-
« que ou à fièvre atypique et désordonnée
« car, dans aucune de ces catégories, l'infec-
« tion bacillaire n'est directement en cause.

« Seront exclus également les malades âgés
« ou particulièrement tarés (diabétiques ou
« brightiques), enfin, ceux qui, pour une

« raison quelconque, telle qu'un traitement « antérieur par un autre sérum d'origine « équine, seraient susceptibles de présenter « des phénomènes d'intolérance ou d'ana- « phylaxie..........

« TECHNIQUE DES INJECTIONS. — A) *Hypo-* « *dermiques.* — Le sérum conservé à l'abri « de la lumière et de la chaleur, est injecté, « avec les précautions habituelles d'anti- « sepsie (teinture d'iode), sous la peau de la « région antérieure de la cuisse ou de celle « du flanc. Nous préférons la région quadri- « cipitale *antérieure* peu sensible, inacces- « sible aux secousses de la toux, et facile à « envelopper au cas où la réaction sérique « nécessiterait des soins ultérieurs.

« Les doses à employer varient avec le « poids du malade, mais elles varient surtout « avec le siège, la forme et la sévérité de la « tuberculose à combattre comme avec la « tolérance du sujet. Il existe, tant au point « de vue des choses que de leur nombre et de « leur espacement, la plus grande latitude.

« Généralement, nous conseillons une « dose initiale forte (80 à 140 cm³ pour un « adulte de poids moyen) et des doses con- « sécutives égales ou inférieures à la dose « initiale, espacées de dix à quinze jours. « Ces délais ont une certaine importance; « trop rapprochées, les piqûres fatiguent « le malade et compromettent le résultat; « trop espacées, elles peuvent amener des « accidents anaphylactiques pénibles.

« Le nombre des injections est naturelle- « ment subordonné au résultat acquis et à « celui qui reste à acquérir. La courbe ther- « mique est, à cet égard, le critérium princi- « pal de la sérothérapie, *le médecin ne devant*

« *tenir qu'un compte très relatif des modifica-*
« *tions stéthoscopiques* ou des sensations
« accusées par le malade pour renouveler ou
« différer les injections.

. . . .

« Personnellement, nous faisons deux ou « trois injections à doses décroissantes, soit, « par exemple, 100..., 60 ou encore 60..., « 40... 40, ce qui représente en moyenne « trois à cinq semaines de traitement. Si, « dans ce délai, la courbe thermique n'a « nullement fléchi, si le malade n'est nulle- « ment amélioré, nous cesserons le traitement « qui, prolongé dans de telles conditions, « *risquerait d'aggraver la situation.*

« B) *Rectales* — Les lavements peuvent, « dans certains cas exceptionnels (malades « fragiles ou intolérants), être substitués aux « piqûres. Leur action est très irrégulière et « très inférieure à celle des injections hypo- « dermiques. Par contre, avec eux, les acci- « dents sériques sont rares et très atténués.

« Le volume des lavements de sérum ne « doit pas dépasser 100 grammes ; ils doivent « être donnés à l'aide d'une poire, d'un bock, « d'une seringue ou d'un simple entonnoir « adapté à une grosse sonde urétrale de « Nélaton que l'on introduit à 15 centimètres « au moins de profondeur dans un rectum « préalablement exonéré de son contenu au « moyen d'un lavement simple à l'eau bouillie « ou mieux à l'eau de Vichy ».

Dans le numéro de décembre 1918 du *Journal médical*, Jousset précise encore mieux les indications de son sérum. Retenons les deux principales : formes aiguës primitives des jeunes sujets et réactions fluxionnaires aiguës de la tuberculose chronique de l'adulte.

Le sérum d'Arloing, Dumarest, Guinard, est préparé avec des cultures de virulence variable. injectées sous la peau de divers animaux. Surtout antitoxique, son emploi semble modifier les symptômes en rapport avec les poisons tuberculeux. Dose : 1 cc. tous les deux à trois jours.

Le sérum de Lannelongue, Achard et Gaillard est un adjuvant intéressant dans les formes à tendance évolutive favorable. Il est obtenu après injection à l'âne d'une toxine bacillaire, obtenue en précipitant par l'acide acétique un extrait aqueux de bacilles chauffés.

Le sérum de Maragliano a des partisans enthousiastes en France comme le professeur Teissier. Il s'injecte à des doses faibles, de 1 ou 2 cc. tous les deux ou trois jours pendant plusieurs mois. La bactériolysine de Maragliano est préparée par injections à l'animal de filtrats de bacilles plus ou moins virulents et de bacilles tués. « Le sérum de chèvre, contient 1.000 unités anti-toxiques par centimètre cube, 200 unités agglutinantes et renferme beaucoup de substances bactéricides.

Le sérum de Marmorek, perfectionné plusieurs fois, utilise des cultures jeunes de bacilles primitifs non adipo-cireux, qui contiennent la toxine vraie et non la toxine préparatoire des tuberculines. Le filtrat des cultures est injecté à des chevaux. L'expérience chez le lapin se montre probante. On reçoit le sérum en lavements ou en injections d'un cinquième de centimètre cube pour arriver à 4 à 5 cc. au maximum tous les deux jours. Le traitement doit compléter les moyens hygiéniques et autres, dont nous disposons contre la tuberculose. Comme le sérum de Vallée, mais plus rarement que lui, ses résultats sont parfois très remarquables ;

dans d'autres cas son action paraît des plus incertaines. En lavement, 5 à 10 cc. tous les deux jours pendant dix à quinze jours.

Vaccins. — Rappin a communiqué à l'Académie des Sciences, du 5 mars 1917, les résultats d'un procédé de *vaccination* anti-tuberculeuse qui utilise en même temps un sérum. Convaincu que la guérison de la tuberculose peut être trouvée et que la lutte anti tuberculeuse en sera profondément modifiée, M. Rappin, dans une lettre qu'il nous écrit en fin juin 1918, s'étonne qu'on ne songe qu'à l'effort social, que nous savons si difficile, si complexe et si incertain. Un traitement spécifique, en stérilisant les foyers *in situ* aboutirait évidemment à un résultat plus intéressant et immédiat. Aussi avons-nous insisté pour une organisation scientifique meilleure, pour la création d'un laboratoire national, ayant un programme non de science théorique pure, mais de science pratique, dans le but de guérir. Voici l'extrait de la communication de Rappin :

« Après de longs tâtonnements, je suis « enfin parvenu à constituer un vaccin à la « fois inoffensif et suffisamment actif pour « conférer au cobaye une résistance certaine « contre l'infection tuberculeuse expérimen- « tale. Dans plusieurs séries d'expériences, « l'immunisation des animaux ainsi vaccinés « a été complète et démontrée par l'inocula- « tion de la rate, demeurant sans effet sur « d'autres animaux.

« Je crois devoir donner ici la formule de ce « vaccin, qui est préparé de la façon suivante :

« Les bacilles tuberculeux provenant de « cultures en bouillon d'âges différents, sont « soumis à la dessiccation pendant 24 heures,

« puis traités par des solutions à 2 ou 3 °/ₒ de « fluorure de sodium, pendant plusieurs « jours. Ils perdent ainsi tout pouvoir infec- « tieux, mais gardent leurs propriétés « toxiques. Ils sont alors, après lavage à « l'eau physiologique, soumis pendant un « temps plus ou moins prolongé à l'action du « sérum antituberculeux dont j'ai donné le « mode de préparation dans ma communi- « cation du mois de novembre 1911, et qui « achève leur désagrégation. C'est cette « émulsion de bacilles dans le sérum qui « constitue le vaccin.

« Injecté à la dose de trois à quatre dixièmes « de centimètre cube au cobaye et dans le « tissu cellulaire sous-cutané, en même « temps qu'il détermine, dans les vingt- « quatre heures une élévation de tempéra- « ture de 1° à 1°5, ce vaccin amène localement « la production d'un ou deux ganglions peu « volumineux, qui restent indurés et qui « constituent le point de départ de la forma- « tion des anticorps immunisants. Cette « injection vaccinale m'a semblé jusqu'ici « devoir être répétée à deux ou trois reprises « et à trois semaines ou un mois d'intervalle « pour réaliser l'immunisation.

« Mes efforts tendent désormais à donner à « ce vaccin, à la fois une fixité d'action et « une activité plus grandes, tout en lui con- « servant son caractère d'innocuité absolue; « mais, en me basant sur les faits que j'ai « observés surtout depuis ces deux dernières « années, j'estime que dès maintenant son « application peut être tentée dans la pra- « tique courante, en particulier chez l'enfant « dans les premiers mois de la vie, et qu'il « peut constituer un élément important dans « la prophylaxie et la lutte contre la tuber- « culose. »

Enfin, signalons seulement, pour finir, les sérums obtenus avec injections de bacilles humains, chéloniens et d'animaux à sang froid.

Tuberculines. — Les tuberculines étrangères sont admises en France, ce qui explique leur diffusion relativement grande, si l'on veut la comparer à leurs effets médiocres. Les sérums étrangers, assez actifs parfois, sont au contraire peu expérimentés chez nous, à cause des difficultés d'introduction.

La tuberculine est inoffensive, pour une dose donnée, chez un individu sain et pour la même dose, elle provoque, chez les tuberculeux, des réactions variables. Ce phénomène d'allergie ou aptitude réactionnelle nouvelle est due aux anticorps formés à la suite d'une première infection. Pour quelques auteurs les bactériolysines expliquent la libération des toxines tuberculeuses. D'après Nicolle, un antigène, poison, microbe albumine, provoque une réaction organique, qui se traduit par la production de coagulines (phénomènes d'agglutination, etc.), et de lysines, qui se fixent sur l'antigène et libèrent des poisons nouveaux, les endotoxines vraies. La tuberculine chez le sujet sain ne trouve aucune lysine préformée. Chez le tuberculeux, les anticorps existants agissent sur elle et l'hypersensibilité s'explique, par la mise en liberté des endotoxines vraies. En somme, il ne s'agit plus d'injections visant à l'immunité passive, même théorique, mais d'actions supposant une véritable résistance organique, une véritable force réactionnelle. Nous n'allons plus nous occuper des réactions locales, cuti-oculo-réaction en rapport avec des anticorps lytiques, mais du traitement par les tuberculines.

Ce traitement comporte un choix de malades, une surveillance, une expérience de la méthode, qui en a empêché la vulgarisation en clientèle. C'est également une médication de longue durée, qui se chiffre par des mois, par des années et qu'il faut encore savoir recommencer s'il y a lieu. Elle n'exclut nullement les autres procédés thérapeutiques. On ne lui reconnait qu'un rôle secondaire, très intéressant parfois et qui s'explique par la réaction de foyer et par une sorte de mithridatisation de l'organisme. A l'heure actuelle, c'est bien la seule explication rationnelle.

L'amélioration, quand elle se produit, porte d'abord sur les symptômes généraux, ensuite sur les symptômes fonctionnels. Nous devons emprunter aux étrangers les observations les plus curieuses relatives à la tuberculinothérapie. A vrai dire, en France, quelques médecins connaissent parfaitement la question. Mais l'expérience acquise en dehors de chez nous est considérable et mérite à ce titre de nous servir d'enseignement. On comprendra mieux l'importance de cette remarque, si nous ajoutons que pour plusieurs professeurs étrangers la tuberculine est considérée comme l'agent thérapeutique le plus actif et le meilleur que nous possédions contre la tuberculose. D'après eux, les méthodes de laboratoire ne sont d'aucun secours. Il faut s'en tenir à l'observation clinique. On constate aussi une action énergique sur les organes lymphoïdes et des réactions de foyer qui se traduisent, malgré l'amélioration apparente, par des signes de fonte tuberculeuse n'indiquant nullement une complication lésionale. On constate que l'accoutumance ne ressemble en rien à l'immunité et que, au bout de quelques semaines d'interruption du traitement à hautes doses, l'aptitude à réagir aux faibles doses réapparait. L'amélioration et l'accoutumance ne sont pas forcément liées. Bezançon et Philibert ont également étudié l'accoutumance et l'hypersensibilité par injection unique et par injections répétées chez les tuberculeux et les non-tuberculeux. Chez l'homme, une dose unique provoque une action intense dans les tuberculoses torpides et locales. Des doses fortes ou faibles, mais répétées rendraient l'organisme insensible aux réactions locales et générales. Avec des doses moyennes les réactions sont constantes.

Tout ce que nous savons des tuberculeux nous indique qu'il faut agir avec prudence; commencer par des doses non dangereuses suffisamment espacées et, suivant les réactions observées, en progression ascendante, réglée sur les signes de tolérance. Dans les cas moyens, apyrétiques, plus ou moins torpides, on utilise des doses de 1/50e à 1/100e de la solution, ce qui fait 1/1500e à 1/3000e de tuberculine pure et desséchée. Dans les cas graves, la dose doit être plus faible. D'après Sahli, les réactions de foyers seraient inutiles et les tuberculines auraient toujours une action nocive. Les spécialistes estiment qu'elles sont contre-indiquées dans les tuberculoses aiguës, dans les tuberculoses à lésions étendues ou s'accompagnant soit d'intoxication, soit d'infections secondaires, soit de localisations viscérales multiples. Toutes les formes torpides, latentes, larvées, toutes celles qui présentent des lésions stationnaires avec une résistance organique suffisante restent justiciables de la tuberculinothérapie bien faite. En toute hypothèse, il n'y aurait jamais intérêt à faire tolérer une dose maxima; il est toujours préférable de viser à obtenir un maximum d'effet avec la dose la plus faible.

On prépare la tuberculine ordinaire en solutions faibles ou fortes, en partant de solutions mères. La tuberculine solide est dissoute dans l'eau distillée (0.30 milligrammes dans 15 grammes d'eau), à laquelle on ajoute 10 cc. de glycérine neutre officinale. En 1913, les médecins anglais déclaraient que les tuberculines augmentent la résistance individuelle, stimulent l'organisme vers la guérison, mais ne confèrent aucune immunité; il faut les associer aux autres médications. C'est la note juste, avec réserve de limiter la méthode aux indications les plus strictes et d'être à même de diriger les soins, en ayant le malade sous la main et sous son autorité. Guinard dit aussi : « En somme, je crois qu'en France nous avons tort de rester sur la première impression défavorable qui, fatalement, s'imposait après les accidents fâcheux et décourageants qui ont suivi la découverte de la tuberculine. »

Toutes les tuberculines se valent ou peu s'en faut. Il est donc inutile de réserver notre faveur aux tuberculines étrangères. Voici, d'après Armand Delille, comment est préparée la tuberculine brute de l'Institut Pasteur de Paris :

« Des ballons de culture sur bouillon gly-
« cériné, bien développé et âgé de six à huit
« semaines, sont portés, pour les stériliser, à
« l'autoclave à la température de 105° pendant
« cinq minutes, puis sont refroidis et aban-
« donnés plusieurs jours au moins à la tempé-
« rature du laboratoire.

« Au bout de ce temps, le contenu des bal-
« lons est versé sur un filtre en papier et le
« liquide, de coloration et d'odeur spéciale,
« est recueilli dans un grand récipient.

« Le liquide ainsi obtenu est concentré « par évaporation au bain-marie, jusqu'au « dixième de son volume primitif, de sorte « que 1 litre de bouillon (réparti en 10 bal- « lons) fournit seulement 100 cc. de tuber- « culine, qui contient par conséquent 50 « grammes ou 50 °/₀ de glycérine, puisque « l'évaporation de celle-ci, aussi bien que la « partie absorbée par le bacille, est relative- « ment minime.

« La présence de glycérine en grand quan- « tité permet la conservation presque indé- « finie de la tuberculine.

« Cette tuberculine est délivrée telle quelle « pour l'usage vétérinaire, ou diluée au « dixième. Pour l'usage médical elle était, « autrefois, délivrée seulement en dilution « au millième, dans l'eau phéniquée à 5 °/₀ ; « depuis la pratique de la cuti-réaction, on « délivre de la tuberculine au centième.

« Mais ce produit, dénommé tuberculine « contient à côté d'un principe soluble spéci- « fique, d'une part toutes les substances cons- « titutives du bouillon glycériné, plus ou « moins modifié par le bacille et, d'autre « part, toutes les substances sécrétées par le « bacille et dont l'action n'a pu être étudiée « isolément.

« On peut, par l'addition de 20 volumes « d'alcool absolu, obtenir une tuberculine « précipitée qu'on peut ensuite laver à nou- « veau à l'alcool pour la débarrasser complé- « tement de sa glycérine ; ce précipité brun « fournit par dessiccation une poudre gri- « sâtre ; c'est sous cette forme qu'elle est « délivrée, en petits tubes, par l'Institut Pas- « teur, de Lille, pour la pratique de l'oph- « talmo-réaction ; mais, comme on l'a fait « remarquer, il n'y a pas d'avantages à

« employer la tuberculine purifiée, la tuber-
« culine brute ayant exactement les mêmes
« propriétés ».

Voici qu'elles sont les instructions de l'Institut Pasteur pour l'emploi de la tuberculine :

« *Solution de tuberculine au 1/10000e*. —
« Verser dans un ballon gradué de 100 centi-
« mètres cubes le contenu d'un tube de solu-
« tion mère de tuberculine correspondant à
« 10 milligrammes de tuberculine desséchée;
« ajouter de l'eau physiologique stérilisée de
« façon à compléter le volume de 100 centi-
« mètres cubes. Un centimètre cube de cette
« solution renferme *un dixième de milli-*
« *gramme* de tuberculine desséchée.

« *Solution de tuberculine au 1/5000e*. —
« Opérer de la même manière que pour la
« solution au 1/10000e en portant seulement
« le volume total à 50 centimètres cubes au
« lieu de 100. Un centimètre cube de cette
« solution renferme *deux dixièmes de milli-*
« *gramme* de tuberculine desséchée.

« *Mode d'emploi*. — Injecter la dilution de
« tuberculine au flanc, en ayant soin de
« prendre la température avant l'inocula-
« tion. Les températures seront prises ensuite
« à la quatrième, à la huitième, à la dixième
« et à la douzième heure qui suivront l'in-
« jection. Le maximum de température est
« généralement constaté vers la huitième ou
« dixième heures après l'injection. Les réac-
« tions un peu intenses peuvent provoquer
« des symptômes généraux : courbatures,
« nausées, sueurs qui sont tout à fait passa-
« gers. Chez l'homme sain, l'inoculation de
« 1/10e de milligramme n'est suivie d'aucun
« effet appréciable. Dans le cas d'une réac-

« tion négative, si le cas paraît très suspect, « on pourra faire une seconde inoculation « de 1/2 milligrame de tuberculine. »

La tuberculine utilisée dans des cas bien choisis, convenablement administrée, constitue une médication souvent très efficace; sous les réserves ci-dessus, on aurait tort de l'oublier.

Conclusions. — Ni les sérums, ni les tuberculines n'ont, à cette date, une action spécifique totale. Toutes les médications étudiées dans cette brochure ont néanmoins leur valeur propre. Il appartient à tout médecin averti de ne pas refuser aux malades le bénéfice de ces traitements variés. Avec de la souplesse thérapeutique, avec un peu de doigté, avec des doses bien étudiées pour chaque cas, le praticien ne se croit pas désarmé. La formule schématique du traitement de certaines formes torpides par la tuberculine et de certaines formes aiguës par le sérum antituberculeux ne doit pas être perdue de vue dans les recherches scientifiques. Dans le premier cas, la meilleure tuberculine sera celle qui, sans effets dangereux, demandera à l'organisme des anticorps actifs et le meilleur sérum sera celui qui favorisera la résorption bacillaire.

Les médications accessoires

Les médications accessoires comporteraient à elles seules un volume deux fois plus gros que celui-ci, écrit hâtivement pendant la guerre. Et cela, sans parler des soins que nous devons apporter au tuberculeux, pour l'hygiène de la peau, de la digestion, des voies aériennes, etc. Nous englobons sous cette rubrique tous les procédés individuels, qui n'ont pu s'imposer, tous les traitements de second plan, qui sont plus ou moins admis ou critiqués. Nous ne faisons que citer les notions qu'il peut être utile de rappeler le cas échéant. Dans les familles aisées, dès que la tuberculose est diagnostiquée, le médecin est aussitôt consulté sur la station la meilleure. Il n'est pas question, au début, du sanatorium. Ce n'est jamais, chez nous, une idée spontanée. S'il s'agit de climatothérapie, nos recherches n'ont pas besoin d'être longue. *Le climat* n'a aucune valeur spécifique et ne va pas guérir le tuberculeux. Que celui-ci soit en Suisse ou ailleurs, s'il se soumet plus volontiers aux obligations mondaines qu'aux prescriptions médicales, les effets du climat resteront toujours nuls ou à peu près. Au malade docile et sage on prescrira, suivant les cas, le climat marin atténué, le climat de plaine, le climat méditerranéen, le climat d'altitude. Le climat marin convient, en principe, aux tuberculoses ganglionnaires, chirurgicales ou larvées et abortives. Le climat méditerranéen a sa principale indication dans l'âge avancé de la vie. Le climat d'altitude doit être interdit à la fois aux veillards et aux congestifs. Arcachon, Pau, Combo ont leurs partisans sincères.

Les études de Malgat sur la *cure solaire* des tuberculeux ont appelé l'attention du corps médical sur cette question mal connue. Pour Malgat qui dose la cure (15 à 20 minutes d'exposition solaire), qui en fait un mode de traitement systématique, il est possible, il est probable que les résultats sont intéressants, non certes chez les congestifs et quelques autres malades, mais chez ceux qui ont une tendance assez nette à la sclérose et à la pigmentation. Il est classique de répéter que le tuberculeux doit voir le soleil sans être vu de lui A chaque page, dans ce travail, nous retrouvons les mêmes contradictions, reposant sur les mêmes causes d'erreur. On ne voit dans la tuberculose, que celle de l'hôpital et un peu celle du sanatorium, au lieu de penser à tous les types de tuberculeux, que rencontre en clientèle, un seul médecin suffisamment occupé. La cure solaire est admise par tout le monde pour les tuberculoses externes, locales. Il est logique de considérer certaines formes pulmonaires comme des affections purement locales. Bien plus, nous estimons que des tuberculoses moins délimitées bénéficieraient de la cure solaire dirigée avec compétence.

Mais là encore, de légers détails rendent notre intervention tantôt désastreuse, tantôt très efficace. Et parmi ces détails, l'un des plus simples, comme l'un des plus oublié, c'est le traitement de transition Des rayons solaires directs, qui viennent frapper un poumon malade, ne constituent pas une action locale illusoire. Il est assez imprudent d'exposer à des rayons ardents une région qui est maintenue depuis si longtemps dans l'obscurité, sous des vêtements de laine. L'héliothérapie ne convient pas à de nombreux tuberculeux pulmonaires chroniques ; avec des précautions enfantines, mais nécessaires, elle contribue à de nombreuses guérisons.

Les courants de *haute fréquence*, la *radiothérapie* et la *radiumthérapie* ne comportent aucun détail dans cette brochure. Nous écartons de parti pris tous les problèmes de science pure et surtout ceux qui n'ont pas grande valeur pratique en clientèle. Les rayons infra-rouge, d'une application très simple, ont des partisans convaincus. Leur innocuité est certaine, ce qui permet de les conseiller.

Parmi les *eaux minérales*, dont certains tuberculeux sont justiciables, nous rappellerons les eaux arsenicales de la Bourboule (pour prévenir la tuberculose) et du Mont-Dore (pour la tuberculose confirmée), les eaux récalcifiantes et digestives de Pougues, les eaux sulfureuses qui joignent une action locale à une stimulation générale, telles les eaux d'Allevard et d'Enghien. Les autres eaux sulfureuses et toutes les eaux chlorurées sodiques sont à déconseiller. Le jour ou les tuberculeux seraient diagnostiqués de bonne heure, où les formes cliniques seraient bien connues et les malades classés en catégories, on ne tarderait pas à s'apercevoir que la crénothérapie n'est ni dangereuse, ni inutile en certains cas. Jusqu'à ce moment, les eaux qui conviennent seules aux tuberculeux, ce mot pris dans son sens global, sont celles qui agissent sur le terrain, sur la nutrition et sur les voies digestives.

Nous réclamons à Pougues tous les malades anémiés, dyspeptiques, convalescents, adolescents à croissance difficile qui, avec des soins insuffisants, peuvent offrir au bacille un terrain prédisposé.

Les traitements spéciaux et le traitement chirurgical

Le traitement chirurgical de la tuberculose pulmonaire, considérée comme affection locale est abandonné. En février 1919, on signale toutefois de nouveaux essais. Le pneumothorax artificiel mérite quelques développements. Forlanini, de Pavie, et Potain, en France, se sont proposé de provoquer la surpression fonctionnelle du poumon tuberculeux et de favoriser par le repos complet la cicatrisation, la transformation scléreuse des lésions; cette intervention ne présente aucun danger immédiat sérieux et elle trouve son indication principale dans les tuberculoses graves unilatérales et d'âge moyen. Pour l'opération, Kuss choisit le neuvième espace intercostal pour une lésion du sommet, le troisième pour une lésion de la base et utilise une aiguille de 4,5 à 5 centimètres et de 0,50.

On injecte 300 à 500 cc. d'azote tous les deux ou trois jours. Le traitement est poursuivi pendant plusieurs années avec une injection par mois. Les accidents opératoires s'expliquent par réflexe pleural ou embolie gazeuse. Les pleurésies séro-fibrineuses et purulentes sont des complications propres à la cure. Les complications étrangères à la cure (laryngée, méningée et tuberculose du poumon opposé) sont peu fréquentes et leur crainte ne devrait pas priver du bénéfice de ce traitement les malades qui en sont nettement justiciables.

M. Duballen nous a remis sa technique pour l'évacuation des épanchements pleuraux avec insufflation simultanée d'un gaz dans la cavité pleurale. D'après Kuss et Duballen, il vaut mieux évacuer la totalité de l'épanchement en remplaçant le liquide par un gaz (azote, air stérilisé), ce qui ralentit et gradue en quelque sorte le déplissement du poumon. On prévient, de plus, les accidents subits de décompression et l'on évite l'accolement des feuillets pleuraux, la possibilité d'adhérences et de symphyses pleurales.

« On trouve dans la création de ce pneumo-« thorax artificiel de nécessité, le bénéfice de « la mise au repos — simplement momen-« tanée, ou que l'on prolonge autant qu'il est « besoin — du poumon sous-jacent, malade « lui-même dans la presque généralité des « cas. »

Ces auteurs emploient l'appareil de Kuss, décrit dans le livre de ce dernier déjà cité et dans le *Journal Médical français* du 15 juin 1912. L'aspiration de 100 à 200 cc. de liquide est immédiatement suivie d'une insufflation de même quantité d'azote. « L'arrivée de bulles « gazeuses dans l'index de verre intercalé sur « le caoutchouc d'inspiration, arrivée en « général tapageuse, qui se signale à l'oreille « par un bruit tout spécial d'aspiration « gazeuse, nous annonce que la canule ne « trouve plus de liquide et que l'épanchement « est complètement évacué. »

On semble d'ailleurs revenir à l'idée d'une évacuation plus complète des liquides pleurétiques. Par ponction en position couchée, avec ou sans injection d'air stérilisé, on retire une grande quantité de liquide sans accidents. Au temps heureux et lointain de nos études, nous apprenions à ne retirer qu'un litre de liquide par séance.

On a mené grand bruit, en 1918, à propos d'un traitement spécial par le saccharose en solution dans son volume d'eau distillée (āā 5 grammes par jour) cette médication ne prétend sans doute pas à la spécificité. Sans affirmer — ce qui est plus théorique que vérifié, — l'influence déminéralisante de l'injection de sucre de canne, nous acceptons comme une notion intéressante l'injection de saccharose, la réservant plus volontiers pour les périodes de la tuberculose où les autres agents sont momentanément interrompus ou se montrent inactifs.

Tuberculose ganglionnaire. — La tuberculose ganglionnaire chez l'enfant comporte la cure hygiénique dans la rigueur exigée pour la cure de repos de l'adulte. Le repos intellectuel est nécessaire. Le séjour au voisinage de la mer est recommandable. Suivant les saisons, on alternera l'huile de foie de morue, les préparations iodotaniques et les tanins physiologiques avec la récalcification. De petites doses hebdomadaires de tuberculine seraient à conseiller, dans les cas, où l'on redouterait l'extension de la tuberculose au poumon, tuberculose à évolution rapide chez l'enfant. A l'occasion de la prophylaxie générale nous reparlerons de l'isolement des enfants dans les familles tuberculeuses.

Prédisposés. — Le traitement diffère peu du précédent. Il faut songer aux végétations, aux maladies des voies aériennes, s'attacher à la cure d'endurcissement, à l'éducation de la volonté, au régime alimentaire suffisamment azoté et également riche en phosphates physiologiques. Les jeunes gens doivent être dirigés de préférence vers la montagne, les enfants à la mer; tous doivent éviter le séjour constant dans les grandes villes, surtout en été. La gymnastique, l'hydrothérapie, l'hygiène renforcent l'immunité naturelle relative. Les eaux salines sulfureuses et arsenicales se montrent aussi actives.

Tuberculose des vieillards — La cure d'air et d'endurcissement doit être beaucoup moins sévère, le régime alimentaire moins copieux. La récalcification n'est pas indiquée en général. Le climat du midi et le climat de plaine conviennent aux tuberculeux âgés.

Tuberculose dans ses principales associations morbides. — *Asthmatiques et emphysémateux.* — Sans admettre avec quelques spécialistes que la majorité des asthmatiques et des emphysémateux est tuberculeuse, cette association est fréquente.

Si la radio révèle des réactions ganglionnaires prédominantes, la teinture d'iode à haute dose devra être prescrite à titre d'essai pendant deux semaines environ et reprise s'il y a lieu par périodes de traitement alternées avec des périodes de repos. La station du Mont-Dore est souvent indiquée. Les lésions du cœur droit et les transformations scléreuses trop importantes imposent l'emploi de toniques cardiaques.

Diabète. — C'est grâce à la valeur du médecin et à leur discipline intelligente que guérissent certains tuberculeux, nous l'avons redit plusieurs fois. Dans l'association de la tuberculose et du diabète, tout dépend de la sollicitude éclairée de l'entourage. Avec de bons soins de tous les instants, le pronostic classique devient moins sombre, les diabétiques tuberculeux vivent longtemps avec des lésions sérieuses au poumon et une glycosurie importante. Les moyens efficaces échappent à une prescription médicale type. Les rechutes de l'une ou de l'autre affection, les accidents, les incidents, les petites imprudences du malade et, enfin, cette existence difficile exigent une action appropriée, imposée, persévérante. Nous avons rencontré deux cas de ce genre en clientèle, il y a bien des années. Les deux malades vivent toujours.

Syphilis. — Si la tuberculose et une syphilis ancienne évoluent ensemble, on trouve des lésions des plus variables relevant soit de l'une, soit de l'autre maladie. Mais si le tuberculeux confirmé contracte la syphilis, le spirochète semble aggraver les manifestations bacillaires au moins pour un temps.

Les injections de sels mercuriels solubles sont bien tolérées par les tuberculeux syphilitiques. Il est indiqué d'avoir recours au biiodure, au cyanure et d'étendre cette médication aux hérédo-syphilitiques avec ou sans association d'iode.

On sait que la syphilis secondaire, en dehors de toute tuberculose, sensibilise à la tuberculine (Arloing). De même, certains produits tuberculeux, du malade lui-même, injectés avec des sels mercuriels solubles semblent agir aussi contre les tuberculoses non syphilitiques (Hyvert).

L'iodure ne sera prescrit que dans les formes torpides en surveillant son emploi et au cas seulement de gommes ou d'adénopathies volumineuses.

Prophylaxie générale

Dans ses conférences faites au Collège libre des Sciences sociales en mars 1918, P. Cantonnet s'exprimait ainsi : « Ne vous couchez pas un seul soir sans réfléchir que, dans la journée, 300 Français ont été tués par la tuberculose, que cela était évitable et que votre indifférence devant ce fléau stupide établirait votre complicité. » Et plus loin : « La tuberculose ne démobilise pas, la guerre continue. » Il y a en France, à l'heure actuelle, au moins 6 à 800.000 tuberculeux qui sèment le bacille à tous les vents. Votre boulanger, l'instituteur de vos enfants peuvent, s'ils sont tuberculeux, continuer à exercer leur profession, sans prendre aucune précaution prophylactique. « Pour vaincre la tuberculose, a dit Brunon, il faudrait une véritable révolution dans nos mœurs. » Il est certain que l'égoïsme et l'intérêt individuel mal compris gênent fortement l'action antituberculeuse en France; mais on projetterait une vive lumière dans les esprits si les multiples problèmes qui semblent tous à la fois s'imposer à notre attention étaient simplifiés et sériés comme il convient.

Schématiquement, la prophylaxie de la tuberculose consiste à combattre la contagion et à mettre en action les moyens d'augmenter la résistance organique individuelle. L'hygiène de la contagion, pour l'individu comme pour la collectivité, c'est la destruction du crachat. Le crachat, voilà l'ennemi. On doit le répéter dans une propagande de tous les jours à l'école, à la caserne, dans le livre, dans le journal, par des affiches, par des tracts, etc. En un mot, c'est au public qu'il faut s'adresser sans trêve. Cette campagne est bien commencée. Elle portera ses fruits.

La question du terrain est infiniment plus complexe et se confondrait théoriquement avec toute l'hygiène sociale.

Des millions, des milliards seraient nécessaires. Mais là encore, nous devons aller au plus pressé. L'armement antituberculeux — sanatorium, dispensaire, assistance à domicile — est déjà construit en partie. Les efforts seront continués pour les malades. Pour préserver la société, pour que le terrain reste fort, résiste aux attaques bacillaires qui doivent elles-mêmes diminuer peu à peu, nous devons continuer à faire la guerre à l'alcool, à la mauvaise organisation du travail, à l'ignorance en matière d'hygiène, etc. Les œuvres scolaires de vacances, les œuvres de préservation, les colonies agricoles, le retour à la vie rurale, voilà ce que nous pouvons encourager à peu de frais dès maintenant. Mais, au moment où la tuberculose sévit dans la campagne comme dans les villes, il ne suffit plus de dire que le grand air et le soleil tuent le bacille. L'hygiène s'impose à la campagne comme à la ville.

M. Bousquet, directeur de l'Ecole de médecine de Clermont, nous entretenait récemment des dangers de la veillée d'hiver à l'étable, où il fait chaud; les tuberculoses en Auvergne étaient surtout locales, c'étaient des tuberculoses externes, d'ailleurs, fort nombreuses. Aujourd'hui, la tuberculose pulmonaire elle-même se développe sans doute à cause de l'intensité des foyers de contage. Il faut donc intéresser l'élite sociale à la lutte antituberculeuse pour vulgariser les grandes vérités de l'hygiène banale. N'est-ce pas après tout une œuvre de préservation individuelle et, en même temps, une œuvre morale ; « A répandre des conseils judicieux, de bons exemples et des actes de vraie philosophie — le public, un peu lettré, — peut apprendre à pratiquer une sorte d'apostolat guidé par la science. »

Nous devons résumer maintenant quelques résultats de la lutte antituberculeuse pendant la guerre et quelques projets immédiatement réalisables dans la lutte antituberculeuse de l'après-guerre.

La lutte antituberculeuse pendant la guerre. — On a compris que les circonstances actuelles allaient accroître le chiffre des tuberculeux. Aussi dans l'armée, les malades sont-ils dépistés avec soin, et cela grâce à une organisation de guerre, qui a déjà donné des résultats. (V. Bibliographie. A citer ici : Léon Bernard, Brisac, directeur de l'Assistance publique, etc.). Nous verrons que cette organisation est en liaison avec celle du ministère de l'Intérieur; les deux se complètent, préparent l'avenir et facilitent au corps médical ses nouveaux devoirs. On peut redire avec Landouzy : « Auront-ils été bons serviteurs du pays, ceux de nos phtisiologues qui, en face du débordement de la tuberculose, accru par des années d'hostilités, voient la question de la maladie sociale se présenter anxieusement comme un autre aspect de la défense nationale? »

Le sous-secrétaire d'Etat, dans sa lettre du 5 avril 1917, fait appel au concours de tous les médecins mobilisés. Toutes les unités participent à la campagne actuelle sous l'autorité des médecins de secteurs. Des services de triage permettent la mise en observation des suspects. Des examens complets permettent un classement sérieux en bacillaires, en tuberculeux fermés, évolutifs ou non, tuberculeux cicatrisés ou abortifs et faux tuberculeux. Ces derniers sont maintenus dans le service armé avec ou sans inaptitude à faire campagne. Les tuberculeux ouverts ou fermés sont dirigés sur des hôpitaux sanitaires « véritables sanatoria où sont reçus, traités, éduqués, les militaires tuberculeux confirmés. » Ceux qui bénéficient d'un doute quelconque et les scléreux légers sont versés dans l'auxiliaire. Sont justiciables de la réforme temporaire, les hommes présentant des signes de condensation avec quelques symptômes généraux ou fonctionnels. La réforme définitive est réservée aux intransportables.

Sur 2.769 décisions prises dans mon service, en 1918, j'ai noté 758 cas de tuberculose confirmée et 1.029 cas de non tuberculeux ou de faux tuberculeux. Le chiffre de nos bacillaires a dépassé celui du triage de Paris. Nous avons eu 1 positif pour 6 ou 7 militaires triés, et Sergent donne le pourcentage de 1 pour 9. Mais notre service comprenait administrativement les intransportables du service voisin, soit 175, tous positifs. Les chiffres ainsi interprétés sont à peu près concordants.

Les hôpitaux sanitaires ont été créés le 21 janvier 1916. La circulaire du 20 décembre 1917 résume parfaitement les conditions d'hospitalisation des militaires tuberculeux. Nous lui empruntons largement les extraits suivants :

A l'hôpital sanitaire le malade « est reçu « dans un *Service de triage au 2e degré* qui a « pour objet, après une observation métho- « dique, d'éliminer les simples suspects,

« justiciables d'une période de repos plus ou « moins prolongée, et aussi de séparer les « tuberculeux ouverts et fermés, en deux « catégories distinctes, à placer et à soigner « dans des services séparés..... Les porteurs « de lésions osseuses, articulaires ou gan- « glionnaires ne sont pas justiciables des « hôpitaux sanitaires ; des hôpitaux spéciaux « ont été affectés dans les centres marins au « traitement de ces tuberculoses chirurgi- « cales. Une mention spéciale doit cependant « être faite pour les tuberculeux osseux ou « ganglionnaires atteints en même temps de « lésions pulmonaires » et qui peuvent être traités à l'hôpital sanitaire.

Nous n'entrerons pas dans le détail complet de l'aménagement et de la tenue de l'hôpital sanitaire, mais nous devons reproduire les passages de cette circulaire (circulaire 637 Ci/7) qui ont trait à l'hygiène et à la prophylaxie générale. (Voir plus loin).

Pendant que se poursuit la constitution des dossiers de réforme, les tuberculeux de l'hôpital sanitaire suivent un traitement de sanatorium, subissent une éducation d'hygiène et de prophylaxie générale. On devra à la discipline militaire d'avoir inculqué les notions essentielles de prophylaxie antibacillaire, c'est-à-dire les préceptes relatifs aux crachats et à la désinfection, l'interdiction draconienne de balayer et d'épousseter à sec, etc.

Certes, le caractère français se plie assez mal à cette discipline et nombreux sont les militaires, qui préfèrent à l'hôpital le retour au foyer, où ils seront souvent dans une gêne profonde. Il est impossible toutefois que ces efforts n'aient pas une répercussion utile sur l'éducation totale de la nation. Dans notre triage, où dans le 1er semestre de 1918 passaient 400 malades par mois, nous avons cru que les conseils donnés avec la note qui convient à chaque cas, ne seraient pas totalement perdus. Pendant la guerre, plus de 50.000 militaires, jusqu'en mai 1918, ont reçu l'éducation antituberculeuse de l'hôpital sanitaire (49 formations, 6.800 lits). Nous publions plus loin l'une de nos causeries faite à l'hôpital d'Angicourt.

A la sortie de l'hôpital sanitaire, le militaire va dépendre du ministre de l'intérieur. On choisit une station sanitaire aussi près que possible de son domicile. La famille, en venant le voir, participe dans une certaine mesure à l'éducation d'hygiène qui est donnée dans cette formation.

La circulaire déjà citée précise : A la sortie des hôpitaux sanitaires, ceux d'entre les tuberculeux, dont les lésions se sont amendées, qui n'ont plus de fièvre et qui ne réclament plus une surveillance médicale aussi étroite, sont évacués sur les stations sanitaires du ministère de l'Intérieur où ils sont gardés pendant un maximum de trois mois, pour y être éduqués au point de vue prophylactique individuel et social. Il est à remarquer que cette éducation a déjà dû être commencée dès le séjour à l'hôpital sanitaire. Les tuberculeux cavitaires peuvent être admis sous la réserve qu'ils aient peu ou pas de fièvre ou qu'ils aient conservé un état général satisfaisant.

14.000 tuberculeux militaires sont passés en station sanitaire en 1916, 1917 et 1918 (3.000 lits, 29 formations). Il restera après la guerre plus de trente établissements organisés en vue de la cure et de la récupération sociale. Citons l'hôpital sanitaire de Campagne-les-Bains où les malades apprennent un métier et apprennent à se guérir grâce au zèle du Dr. Roux.

Les malades admis dans les stations sanitaires sont, à leur sortie, signalés au préfet par l'envoi d'une fiche de départ, de façon à ce que ces militaires, une fois rendus à la vie civile, restent sous la surveillance et l'assistance éventuelle des Comités départementaux. Le Comité départemental a pour objet de venir en aide aux réformés pour tuberculose pulmonaire, de leur procurer les soins nécessaires ou du travail, de secourir leur famille et d'assurer la préservation du foyer contre la contagion.

L'Association des Infirmières visiteuses de France a pris, dès le début de la guerre, l'initiative des soins à donner à domicile aux tuberculeux pauvres. Aujourd'hui elles secondent l'action des médecins mobilisés que le ministère de la Guerre prête au ministère de l'Intérieur pour ses stations sanitaires et elles sont les agents de liaison des Comités départementaux pour l'assistance aux tuberculeux de la guerre. Kuss a publié dans le *Bulletin Médical*, du 13 octobre 1917 jusqu'au milieu de 1918, une série de leçons pour les infirmières visiteuses, qui doivent lire les ouvrages de tous ceux qui s'intéressent à la tuberculose en France. L'œuvre des infirmières visiteuses ne sera pas limitée à la période des hostilités ; elle se poursuivra dans les dispensaires de l'après-guerre et dans les familles. Dans l'ensemble, l'organisation militaire antituberculeuse, se présente comme l'effort le plus beau et le plus durable accompli par le service de santé, pendant la guerre.

Notes et Affiches

« CONSEILS D'HYGIÈNE

« aux malades atteints d'affection des « voies respiratoires

« (Tuberculose, Bronchite chronique, « Pleurésie).

« Les conseils d'hygiène sont plus impor- « tants pour la guérison que les médica- « ments.

« 1° Le repos et l'hygiène générale.

« Evitez l'excès de fatigue, restez étendu « après le repas, pendant une heure si pos- « sible. Veillez soigneusement à la propreté « générale du corps et lavez-vous tous les « matins. Avant chaque repas, ne manquez « pas de savonner vos mains. Chaque matin « et chaque soir, lavez votre bouche et bros- « sez bien vos dents.

« Fuyez les deux poisons : l'*alcool* et le « *tabac*. *L'alcool et les boissons alcooliques* « *favorisent le développement de la tubercu-* « *lose*. Le tabac irrite la bouche ; il trouble « l'appétit et retarde la digestion. Il *sollicite* « la toux ; or, *la toux blesse le poumon*.

« 2° L'aération et le logement.

« L'aération est indispensable jour et nuit. « Dans les pièces où vous habitez et où vous « couchez, faites en sorte que l'air se renou- « velle facilement sans courant d'air, de « façon à ne pas exposer votre corps aux « refroidissements. Evitez l'humidité.

« *Ne dormez jamais dans le même lit avec*
« *une autre personne*, ni, si possible, dans la
« même chambre.

« *Evitez les poussières*. Il ne faut jamais
« balayer à sec. Supprimez les tapis, tentures,
« rideaux d'étoffes.

« 3° **L'alimentation.**

« Prenez des aliments nourrissants : vos
« repas doivent comprendre en particulier de
« la viande. Mâchez lentement. Evitez les
« repas excessifs.

» 4° **La contagion.**

« Les microbes des maladies des bronches
« et des poumons sont contenus dans les
« crachats. Lorsque les crachats se dessè-
« chent, ces microbes se répandent dans l'air
« et se mêlent aux poussières. *En respirant*
« *ces poussières, les malades entretiennent leur*
« *maladie et risquent de la communiquer à*
« *leur entourage.*

« En conséquence : ***Ne crachez jamais***
« ***par terre.***

« Chez vous, ne crachez que dans un vase
« contenant un peu de liquide et, dehors,
« dans un crachoir de poche. Si, par excep-
« tion, vous avez été obligé de cracher dans
« votre mouchoir, faites-le bouillir le même
« jour ou trempez-le dans un liquide anti-
« septique (crésyl ou eau de Javel). *De toute*
« *façon, n'avalez jamais vos crachats.* En
« toussant et en éternuant, mettez toujours
« votre mouchoir devant votre bouche et
« assez près de vos lèvres.

« Adressez-vous au Comité départemental
« d'assistance aux anciens militaires tuber-

« culeux, à la Préfecture de votre départe-
« ment.

« Il vous fera donner les soins indispen-
« sables à votre guérison et vous procurera
« toute l'aide nécessaire à vous et à votre
« famille.

« Justin GODART. »

« Moyens d'éducation hygiénique et prophylactique

« Cette éducation est surtout l'œuvre per-
« sonnelle des médecins, qui doivent s'atta-
« cher à demeurer en contact individuel et
« permanent avec leurs malades et à vivre en
« quelque sorte avec eux. L'autorité, le
« raisonnement, la persuasion, l'ambiance
« organisée entièrement dans ce sens, la vertu
« de l'exemple, la suggestion y ont leur place.

« L'œuvre de persuasion individuelle qui
« est prépondérante, est très utilement com-
« plétée et secondée par l'instruction des
« malades.

« L'instruction est réalisée :

« Par l'affichage, dans les locaux, des
« indications essentielles relatives à la conta-
« gion par les crachats. Tel est le but de
« l'affiche suivante répandue à profusion :

« La tuberculose se propage surtout par les
« crachats desséchés et réduits en poussière,
« la destruction du germe infectant peut donc
« être presque entièrement réalisée par
« l'usage du crachoir. C'est le seul moyen
« efficace et certain de préserver de la conta-
« gion les personnes saines et les malades
« eux-mêmes, qui ont tout à redouter des
« infections surajoutées.

« “ *Il est rigoureusement interdit aux*
« *malades de cracher en dehors des crachoirs*
« *collectifs et individuels, qui sont à leur*
« *disposition, aussi bien à l'extérieur que dans*
« *l'hôpital.* ”

« On peut compléter ces indications par la
« note suivante, faisant appel au souci de
« l'intérêt individuel, toujours plus efficace
« que toute considération collective et qui
« doit être affichée dans toutes les pièces :

« “ Toutes les précautions sont prises pour
« que les malades en traitement à l'hôpital
« sanitaire n'aient rien à redouter de la
« contagion mutuelle. Toutefois, ces mesures
« ne peuvent être efficaces qu'autant que les
« malades prêteront leur concours à leur
« exécution, particulièrement en ce qui con-
« cerne la destruction des crachats et qu'ils
« veilleront eux-mêmes à ce qu'elles soient
« respectées par leurs camarades.

« “ Un malade qui crache par terre est
« dangereux pour tous les autres, il porte à
« ses camarades, un préjudice direct, à vous
« d'y veiller. La surveillance exercée par les
« médecins et les gradés sera sans efficacité
« suffisante si elle n'est pas appuyée par le
« concours unanime et la bonne volonté de
« tous les malades, exerçant les uns et les
« autres le contrôle et la surveillance mutuels
« indispensables. ”

« Enfin, la distribution d'instructions
« imprimées sous le titre de “ Conseils aux
« malades ” à chaque entrant, lui rappelant
« ce qu'il doit faire et éviter pendant et après
« son traitement à l'hôpital, contribue à
« aider et à faciliter cette influence éduca-
« trice. »

« J. GODART. »

« Classement des malades.

« *a*) ***Contagieux*** (à expectoration bacil-
« lifère).

« *b*) ***Non contagieux*** (sans expectoration
« bacillifère).

« *c*) ***Indûment adressés***; à renvoyer « dans une formation non spécialisée pour « qu'une décision soit prise à leur égard.

« Les contagieux sont séparés des non « contagieux dans la plus large mesure « possible. Ils couchent dans des dortoirs « spéciaux sinon dans des bâtiments dis- « tincts; au réfectoire comme à la galerie de « cure, leurs places sont réservées, séparées « de celles des non contagieux.

« Dans chacune de ces deux grandes « divisions, il y aura lieu de répartir encore « les malades en plusieurs catégories :

« 1° *Malades alités ;*

« 2° *Malades au repos complet* (légèrement « fébricitants et dont le poids diminue).

« L'ordre du jour de cette catégorie com- « prend six heures de chaise longue, au grand « air; le reste du temps est consacré à des « jeux ou à des distractions sédentaires, sur « la terrasse ou dans les salles de récréation.

« 3° *Malades au repos mitigé avec des exercices gradués.*

« Cette catégorie a quatre heures de chaise « longue, réparties dans la journée, et environ « deux heures de promenade au grand air, « graduée en deux fois.

« *Malades soumis à l'entraînement progres-* « *sif*, puis, s'il y a lieu, au travail méthodique « et au jardinage.

« Tous les malades sont soumis à un trai-
« tement à la fois hygiénique et médical. Le
« traitement médical variera avec chaque
« cas particulier ; c'est affaire d'appréciation
« laissée à la compétence du médecin, nous
« n'avons pas à en faire l'étude ici. La partie
« hygiénique du traitement doit viser l'aéra-
« tion continue d'une part, le repos et l'ali-
« mentation individualisés d'autre part. On
« arrive à ce résultat par un emploi du temps
« réglé par l'ordre du jour suivant :

« EMPLOI DU TEMPS.

6 h. 45		Lever.
7 h. 15		Aération des lits.
7 h. 30		1er déjeuner.
7 h 45		Réfection des lits
8h 45 à 10h 15	1re Série	Chaise longue.
	2e Série	8h 15 à 9h 30 : promenade. 9h. 30 à 10h 15 : chaise longue.
	3e Série	8h 15 à 9h 30 : promenade. 9h. 30 à 10h. 15 : travail (jardin, etc.)
10h 15		Dîner.
11h 15 à 14h 30	1re Série	11h 15 à 13h. 45 : chaise longue. 13h. 45 à 14h. 30 : séjour sr la terrasse
	2e Série	11h. 15 à 12h 45 : chaise longue. 12h. 45 à 14h. 30 : séjour sr la terrasse
	3e Série	11h. 15 à 12h. 45 : repos sr la terrasse 12h. 45 à 14h 30 : travail.
14h 30		Goûter.
15h à 17h	1re et 2e Séries	15h. à 16h. : chaise longue. 16h. à 17h. : séjour sur la terrasse.
	3e Série.	Travail.
17h		Souper.
17h 45 à 20h 30	1re Série.	17h 45 à 19h. : chaise longue, sauf le dimanche. 19h . à 20h : jeux.
	2e et 3e Séries	17h 45 à 19h. : promenade. 19h. à 20h. : jeux.
20h 30		Coucher.
21h		Extinction des feux.

« *Série 0.* — Malades alités : ils prennent leurs repas aux mêmes heures, mais à la chambre.

« *Série 1.* — 1° Malades légèrement fébricitants ou dont le poids diminue.

» 2° Malades nouvellement entrés jusqu'à indication contraire. (Peuvent se lever, mais ne doivent pas sortir).

« *Série 2.* — Malades pouvant se lever et sortir.

« *Série 3.* — Malades devant travailler. Ces malades sont utilisés à l'hôpital à des menus travaux de jardinage pendant une durée totale de deux heures et demie par jour, réparties en deux séances.

« L'alimentation doit faire l'objet de « mesures et de surveillance spéciales.

« Le menu doit être aussi varié que pos- « sible, basé avant tout sur les denrées et « qualités réglementaires. Les œufs font « partie des suppléments que les hôpitaux « sont autorisés à donner. La viande crue est « délivrée par la pharmacie... »

« La cure.

« 1° Galerie de cure.

« Elle est indispensable. On en construira « une ou plusieurs suivant le nombre des « malades et la qualité des emplacements « utilisables à cet effet. Elle devra être

« orientée au sud ou au sud-ouest de préfé-
« rence. Il y aura intérêt à l'appuyer, si pos-
« sible, à un mur. Elle peut être couverte de
« bâches, tuiles, fibrociment, carton bitu-
« mé, etc... Elle doit avoir une forme en
« auvant; le toit allant d'avant en arrière et
« de bas en haut. Elle doit pouvoir contenir
« un nombre de chaises longues égal au deux
« tiers de l'effectif des malades. Le sol sera
« bitumé, légèrement surélevé si la chose est
« réalisable.

« Il sera préférable de ne pas mettre plu-
« sieurs rangées de chaises longues. Toute-
« fois, si la nécessité s'en imposait il y aurait
« intérêt à disposer le plancher en autant de
« gradins qu'il y aurait de rangées de chaises
« longues.

« MATÉRIEL DE LA GALERIE DE CURE

« Se compose de :

« 1° *Chaises longues* en bois ou en osier, à
« dossier mobile, à double courbure, dite
« de sanatorium ;

« 2° *Matelas de chaise longue* établis à la
« dimension de cette dernière, en kapock ou
« en crin végétal, garnis au pied d'une dou-
« blure en toile grossière ;

« 3° *Coussins de tête* remplis de la même
« matière ;

« 4° *Couvertures de laine grise* en nombre
« triple de celui des chaises longues ;

« 5° *Bouillottes.* Il sera bon d'établir, si pos-
« sible, une chaudière spéciale, située sous
« les préaux de cure, munie d'une rampe à
« robinets, permettant le remplissage des
« bouillottes par les malades.

« Règlement de la galerie de cure.

« Pendant les heures de cure de repos
« obligatoire, fixées par l'horaire journalier :

« 1° Les malades doivent être *constamment*
« *étendus* sur leur chaise longue respective ;

« 2° Les chaussons et espadrilles sont de
« rigueur à l'exclusion de toute autre chaus-
« sure ;

« 3° Les jeux sont interdits ;

« 4° Les chants, les cris, les rires bruyants,
« qui troublent le repos général, sont inter-
« dits ; les conversations même doivent être
« modérées, la *parole provoquant la toux*,
« après les repas principaux le silence est de
« rigueur ;

« 5° Les malades ne doivent pas changer de
« place sans autorisation ;

« 6° Les chaises longues ne doivent être ni
« traînées, ni déplacées, ni renversées, et ne
« doivent servir qu'à la cure de repos ;

« 7° L'usage de l'encre est prohibé sur les
« galeries ;

« 8° Il est interdit de fumer ;

« 9° Les malades doivent avoir soin du
« matériel qui leur est confié et dont ils sont
« responsables ; ne pas détériorer ni jeter les
« chaises, matelas et couvertures. Les couver-
« tures doivent être, par leurs soins, apportées
« le matin et remportées le soir dans les
« chambres. Dans l'intervalle des séances de
« cure, elles doivent être pliées et rangées.

« Les infractions au présent règlement
« pourront entraîner la suppression des
« sorties, en cas de rédicive des peines disci-
« plinaires.

« Nettoyage des appartements.

« Article premier. — Toutes les poussières, papiers, objets souillés, etc., recueillis « dans les chambres des malades, doivent « être versés dans des seaux affectés à ce service et brûlés chaque jour aux machines. « Les seaux doivent constamment être munis « de leurs couvercles. Le nettoyage de chaque « pièce, l'essuyage du sol, des meubles, etc., « doit se faire *portes* et *fenêtres fermées* et le « seau transporté au fur et à mesure de « chambre en chambre.

« Il est rigoureusement interdit de rassembler les poussières en petits tas au dehors « des portes de chambres et dans les couloirs. « Chaque pièce ou couloir doit être nettoyé « séparément et les ordures ou poussières « n'en doivent sortir que dans les seaux.

« Art. 2. — Il est interdit de jeter ni eaux, « ni coquilles, ni papiers par les fenêtres.

« Art. 3. — Les meubles, lits, dessous de « placards, plinthes, portes, parois, doivent « être essuyés à la serpillière humide.

« Art. 4. — Le sol des chambres des « malades sera essuyé à la serpillière humide, « puis brossé à la brosse à cirer dans les « pièces parquetées. Les pièces dont le sol « est cimenté ou bétonné seront lavées à la « sciure mouillée tous les trois jours.

« Art. 5. Il est interdit de jeter dans les « vidoirs et dans les W.-C. autre chose que « de l'eau; tous les objets solides doivent « être rassemblés dans les seaux à ordures.

« Art. 6. — La désinfection des locaux de « faible capacité, insuffisamment visités par « le soleil, doit se faire périodiquement. Elle

« est réalisée à l'aide de dégagement de « vapeur de formol, après oblitération des « fentes dans le local à désinfecter.

« Nettoyage des ustensiles de table.

« Les ustensiles de table (assiettes, four- « chettes, cuillers, timbales), feront l'objet « d'un nettoyage spécial. Réunis à la fin de « chaque repas dans des paniers spéciaux en « fil de fer, ils sont ensuite immergés dans « un récipient *ad hoc* et soumis à l'ébullition « selon les prescriptions du règlement qui « suit :

« INSTRUCTION POUR LA DÉSINFECTION DES « ASSIETTES ET DES COUVERTS

« 1° Après chaque repas, les cuillers, four- « chettes et timbales, recueillies sur les tables, « sont placées directement dans les paniers « métalliques destinés à les recevoir;

« 2° Aussitôt garnis, les paniers sont plongés « dans les bassins contenant de l'eau bouil- « lante, chaque fois renouvelée et additionnée « d'une poignée de carbonate de potasse pour « chaque récipient;

« 3° Les paniers sont retirés du bain de « désinfection après une ébullition continue « de quinze minutes, pour être portés au rin- « çage;

« 4° Le chef cuisinier est responsable de la « bonne exécution de ces prescriptions, sous « l'autorité de l'infirmier-major de garde.

« Désinfection des crachoirs.

« La désinfection des crachoirs doit se faire « par la chaleur, seul procédé à la fois efficace,

« simple et rapide. On stérilisera tous les « modèles de crachoirs dans le même auto- « clave sans manipulations spéciales et sans « danger pour l'infirmier chargé de cette « besogne, qui est rendue aussi peu répu- « gnante que possible. Pour les crachoirs « individuels et de poche, il sera nécessaire « d'en avoir deux jeux, tout crachoir emporté « à la stérilisation devant être remplacé par « un crachoir propre.

« On procédera à la désinfection des cra- « choirs de la façon suivante :

« INSTRUCTION POUR LA DÉSINFECTION « DES CRACHOIRS

« 1° Les crachoirs, préalablement ouverts « et logés dans les cases respectives de leurs « paniers, sont plongés dans l'autoclave, qui « contient trois paniers à la fois;

« 2° L'autoclave est refermé et la tempéra- « ture est portée et maintenue à 120°;

« 3° Le manomètre étant resté pendant « vingt minutes à 120°, le contenu de l'appareil « est évacué et, après rinçage à l'eau froide, « les paniers retirés.

« 4° Chaque crachoir est enfin individuel- « lement rincé, vérifié, essuyé ;

« 5° Avant d'être remis en service, les cra- « choirs de chambre et les crachoirs collec- « tifs doivent être garnis d'une certaine « quantité, plus forte pour les crachoirs col- « lectifs, d'eau phéniquée à 25 %;

« 6° Les crachoirs de poche, de chambre, « doivent être désinfectés tous les deux jours, « les crachoirs collectifs tous les deux jours « en deux séries.

« Ce sont les paniers en fil de fer galvanisé « qui sont employés pour recueillir et trans- « porter les crachoirs qui servent à les im- « merger dans le bain de stérilisation.

« Désinfection du linge et des « effets d'habillement.

« INSTRUCTION POUR LE NETTOYAGE ET LA « DÉSINFECTION DU LINGE INFECTÉ

« 1° *La literie et le grand linge* seront ou bien « traités à l'étuve ou mieux exposés en sur- « face dans les chambres de formolisation, « au moyen d'un système suffisant de fil de « fer galvanisé et de tréteaux. La durée de « l'opération doit être d'au moins une dizaine « d'heures.

« 2° *Le petit linge, les mouchoirs, les taies « d'oreillers*, etc..., seront recueillis dans les « chambres. Les malades les remettront eux- « mêmes dans des sacs spéciaux fermés par « une coulisse. Ces sacs seront tels quels sou- « mis à l'ébullition d'une lessiveuse spéciale. « Ils peuvent encore être mis à tremper « dans des baquets remplis du produit sui- « vant :

« Lessive de Kuss.

« Savon noir	10 gr.
« Lessive de potasse .	15 cc.
« Formol à 35 %. . .	40 —
« Eau.	1.000 —

« Faire dissoudre à chaud le savon dans « une petite quantité d'eau, compléter le « volume à 900, ajouter la lessive, puis, au « moment de l'emploi, le formol.

« En vingt heures, la désinfection est suffi-
« sante. Ce procédé a le seul inconvénient de
« durcir le linge ;

« 3° *Les lainages, les couvertures, les vête-
« ments et le matelas* seront désinfectés par
« les vapeurs de formol dans les chambres
« à formolisation. Cette manière de faire offre
« l'avantage de ne causer aucune détériora-
« tion aux lainages...

. . . .

« Locaux de désinfection.

« Ils comprennent :

« Une salle de *formolisation* ou *sulfuration*.
« On choisira à cet usage, de préférence, une
« pièce basse, mesurant 30 à 50 mètres cubes,
« hermétiquement close, mais pourvue d'une
« porte à battue feutrée, boulonnée et percée
« de deux fenêtres sur des faces différentes,
« doublées, jantées et pouvant s'ouvrir de
« l'extérieur. Sur deux parois opposées, cette
« salle sera munie de crémaillères horizon-
« tales destinées à supporter les barres d'éten-
« dage où seront disposés les lainages, cou-
« vertures et vêtements.

« Une pièce pour la *désinfection des cra-
« choirs*. Cette pièce sera carrelée de préfé-
« rence, munie d'eau et de gaz, pourvue d'un
« écoulement pour la vidange de l'*autoclave
« à désinfection* installée dans cette pièce et
« d'un *évier* avec robinet d'eau pour le rin-
« çage après stérilisation des crachoirs.

« Un local pour *la grande étuve à literie*.

« Un local pour la stérilisation de la vais-
« selle et des couverts, situé à côté de la
« cuisine.

« J. Godart. »

Causerie faite aux malades du sanatorium d'Angicourt en février 1918

Mes Amis,

Je n'ai pas l'intention de vous faire une conférence savante, c'est une simple causerie.

Les médecins, qui sont ici, ont demandé à remplir une mission utile. Ils s'efforcent de concourir à la lutte contre un ennemi de notre pays bien plus redoutable pour nous que le Boche et cet ennemi c'est la tuberculose.

Le soldat français n'aime que la discipline intelligente. Il n'obéit que s'il comprend. Et c'est pour cela qu'il est le premier soldat du monde. Il m'appartient aujourd'hui de vous expliquer la discipline sévère que vous subissez dans le sanatorium.

Je ne vous donnerai que des conseils aussi simples et aussi clairs que possible. Dès que vous m'aurez bien compris, vous en tirerez profit pour vous-mêmes. Vous irez plus loin. Vous vous associerez à notre œuvre commune. Vous serez heureux de redire ce que vous avez appris. Répandez chez vous, répandez, je vous en supplie, les principes essentiels et très élémentaires que je vais vous indiquer. N'oubliez pas que les médecins en clientèle n'auront jamais le temps de vous consacrer la millième partie des heures que nous employons pour vous. Ils se heurtent d'ailleurs à l'ignorance, aux préjugés têtus, au mauvais vouloir, à l'égoïsme. Et, de guerre lasse, un jour arrive trop vite où, n'ayant que la force d'un homme, ils s'avouent vaincus et s'en tiennent à l'ordonnance banale, qui hypnotise le malade sans aucun profit pour lui. Et votre mal au lieu de s'arrêter, de guérir, se développera. Et vos familles seront menacées et bientôt frappées à leur tour. La sollicitude de l'Etat a permis qu'on ne méconnaisse pas votre situation. Blessés de la tuberculose on vous accorde tous les moyens de vous guérir et de préserver les vôtres. A vous d'en bénéficier.

Nos amis américains nous donnent une aide très efficace, pleinement conscients de ce nouveau péril national pour nous. Ils veulent que la France vive et soit forte. Une mission officielle, émanant de la fondation Rockfeller et de la Croix-Rouge américaine, nous apporte sa vaillante collaboration. Selon l'expression de mon ami le Dr. Janicot, ce concours se résume en deux mots : le cœur et l'argent. Deux forces singulièrement puissantes, quand elles s'associent.

On a mobilisé déjà un grand nombre de personnes pour la lutte antituberculeuse. Les œuvres se multiplient depuis la guerre. Au siège de la préfecture de votre département vous trouverez un comité, qui ne fait pas de politique et vous témoignera l'intérêt nécessaire, prêt à vous renseigner et à vous venir en aide. Vous avez la bonne fortune d'être dans un établissement modèle. Cet établissement, de l'Assistance publique de Paris, est dirigé en temps de paix par MM. Kuss et Duballen. Vous avez pu apprécier l'activité et le dévouement de votre médecin-chef, M. Duballen. Vous vous rendez compte aussi, je me plais à le croire, du zèle que nous mettons ici à vous inculquer de bonnes habitudes et à vous soigner de notre mieux. Mieux instruits de la question, vous sèmerez à votre tour la bonne parole, heureux de faire du bien autour de vous, comme nous sommes heureux de faire du bien pour vous.

Quelques-uns d'entre vous se plaignent de rester trop longtemps ici, loin de la famille, sans permissions. Ah ! cette permission si légitimement attendue, ce n'est pas par caprice que nous la retardons, ce n'est pas par caprice non plus que nous retardons votre sortie. Si vous avez droit à une pension, il faut que nous puissions en justifier la proposition ; nous avons à concilier des règlements militaires avec votre propre intérêt. Comment voulez-vous que les médecins, qui ont vécu au front, qui ont entendu vos officiers faire votre éloge au-dessus de ce que vous pouvez imaginer, comment voulez-vous que nous ayons un autre but que celui de vous être loyalement utiles.

Vous savez que la tuberculose n'est pas seulement causée par les fatigues, les privations, l'alcoolisme, l'obscurité et une prédisposition individuelle, elle est également provoquée par un microbe. Elle est contagieuse ; sa contagion n'est pas aussi rapide bien entendu que celle de la rougeole, de la coqueluche et ne s'opère pas dans les mêmes conditions. Mais il est admis que si vous aviez vécu dans un milieu idéalement sain, sans aucun bacille tuberculeux, il vous eut été impossible de contracter cette maladie. Supposons que des enfants nés de parents tuberculeux soient placés dans ce même milieu idéalement sain, ils vivront sûrement indemnes. L'œuvre Grancher, dont j'ai dirigé l'un des premiers foyers, repose sur cette vérité.

Bien avant la découverte du bacille (elle ne date que de 1885), les phtisiques avaient été déjà considérés comme contagieux par beaucoup de médecins. Des réglementations en faisaient état il y a bien longtemps à Naples, en Espagne, etc. Vous avez lu à l'entrée de votre hôpital ces mots : Sanatorium Villemin. C'est, en effet, à ce grand français, Villemin, que nous devons les notions contagionnistes, la découverte du bacille n'a fait que les souligner. Par des expériences précises et des vues géniales Villemin a signalé le danger des crachats desséchés et des poussières mises en mouvement. Ces détails vous paraissent peu importants. Or, c'est grâce à eux que les grandes nations voisines, en avance de quinze ans sur la France, ont diminué de moitié le chiffre des décès par tuberculose.

Vous le comprenez parfaitement, les chances de contagion sont multiples dans les grandes villes. La misère, les taudis obscurs, le travail mal réglementé, l'alcoolisme, l'entassement diminuent la force de résistance des citadins et favorisent le développement du microbe. On estime que 95 °/. des habitants des villes ont, à un moment de leur vie, été tuberculeux. La grosse majorité a donc guéri. Elle a guéri grâce à une résistance individuelle que l'hygiène se propose d'augmenter.

Détruire les crachats, d'une part, fortifier l'organisme par l'air, le repos, la nourriture, d'autre part, voilà deux grands moyens, d'une grande importance pratique, de se préserver et de se traiter.

La contagion ne se produit pas, en général, avec quelques bacilles. Il faut des atteintes microbiennes intenses, répétées. Les atteintes sont favorisées par la cohabitation prolongée avec des malades, ne prenant pas les précautions nécessaires. Elles ont alors des effets d'autant plus désastreux, qu'elles agissent sur un sujet plus jeune; l'adulte se défend mieux Des crachats desséchés dans une salle mal éclairée restent virulents pendant fort longtemps. La lumière diffuse détruit les bacilles en 10 à 12 jours; le soleil en quelques heures. Les gouttelettes de crachats projetées par la toux, peu épaisses, sont assez vite stérilisées.

En vous habituant à vous servir du crachoir et à stériliser son contenu, nous vous préservons et nous préservons vos voisins du danger de la réinoculation. Ceux d'entre vous, qui sont peu atteints ont pensé à l'inconvénient de vivre avec des malades paraissant plus graves, mais la respiration, les sueurs mêmes ne sont pas des éléments de contagion. En détruisant les crachats, nous supprimons le danger de réinoculation. Dans le même but, on vous enseigne de mettre un mouchoir devant la bouche, quand vous toussez le matin. Nous vous recommandons aussi d'éviter de trop embrasser les enfants. Puisque l'expectoration desséchée est responsable de la diffusion de la tuberculose, Il faut craindre les poussières en mouvement dans la chambre d'un tuberculeux sale et mal éduqué.

Il arrive souvent que les gouttelettes, dont je vous parlais, sont émises avant qu'on ait eu le temps de placer le mouchoir devant la bouche. Par leur nombre elles peuvent devenir dangereuses, en particulier pour des enfants. Il est donc défendu, tout à fait défendu, de balayer et d'épousseter à sec.

La cure hygiénique, telle qu'on la pratique au sanatorium, augmente votre résistance et tend à vous assurer si possible la victoire sur votre ennemi le bacille. Elle ne donne aucun résultat avec des médecins faibles ou insuffisamment instruits. *Elle a des effets remarquables dans le cas contraire.* Vous vous êtes accoutumés à l'immobilité absolue de la chaise longue, vous les terribles poilus de la grande guerre. C'était dur les premiers jours. Vous vous allongez maintenant avec plaisir parce que vous voyez votre fièvre à peu près éteinte. Vous vous sentez plus robustes. Vous avez retrouvé l'espérance.

De retour chez vous, à la moindre récidive, si vous êtes fébriles, fatigués, cessez vos occupations et reprenez votre cure du sanatorium : cure d'air, cure de repos, cure d'alimentation pendant toute la poussée nouvelle. Et votre mal, au lieu de gagner des tranchées nouvelles, s'immobilisera une fois de plus. Une barrière dure pourra s'établir entre le bacille et les parties saines du poumon; ainsi muré, si vous êtes résistant, il finira par renoncer à ses attaques et même par disparaître.

Nous vous demandons toujours, à la sortie de l'hôpital, de tenter l'impossible pour avoir, à votre domicile, une chambre saine et pour vous seul. Pensez-y. C'est nécessaire, non seulement pour votre entourage, mais aussi pour vous-même. Vous n'avez pas trop de tout le cubage d'air d'une pièce. Vous voyez ici comme par tous les temps nous laissons entrer l'air dans vos salles, comme vous restez longtemps le jour à la galerie de cure. Cet endurcissement, vous ne pouvez le continuer en partageant votre chambre avec d'autres. Ayez enfin votre couvert pour vous seul et désinfectez vos mouchoirs avant de les donner à laver.

Dans d'autres causeries, nous reprendrons les sujets qui comportent de nouveaux développements. Retenez simplement ceci pour aujourd'hui : l'utilité des crachoirs et de la destruction des crachats; l'interdiction du balayage à sec, la bonne habitude de discipliner la toux et de mettre un mouchoir contre les postillons; l'intérêt d'une chambre pour vous seul, du repos à la moindre poussée. Il n'est pas besoin de vous dire que le cabaret, les veilles, les plaisirs publics ne valent rien pour vous, tant que votre guérison ne sera pas définitive. Une guérison ne peut être considérée comme définitive qu'après une période de deux ans, le travail étant repris, sans aucune manifestation tuberculeuse.

Je voudrais vous demander, toujours dans l'intérêt de notre pays, de répandre deux autres idées : 1° Les familles devraient penser à la tuberculose chez toute personne qui tousse depuis quelques mois, chez toute personne qui, sans raison, a perdu ses forces, fait de la fièvre, paraît anémique. Le médecin consulté pratiquera des examens multiples pour dépister la maladie dès son début; 2° Apprenez aussi à votre entourage que les vieux bronchitiques qui crachent dans le coin de la cheminée sont très souvent des semeurs de bacilles. Ils enterrent tous leurs parents et meurent les derniers.

Et vous, enfin, mes amis, vous savez que tout le monde est plus ou moins tuberculeux, que vous êtes traités en blessés et non en pestiférés et que, grâce à la destruction des crachats, vous cessez d'être contagieux. Soignez-vous. Ecoutez votre médecin.

Je souhaite que votre santé devienne meilleure, grâce à la bonne éducation reçue ici, et surtout grâce à votre volonté de guérir.

Je m'estimerai satisfait si vous n'oubliez pas les conseils que je viens de vous donner. Et je n'aurai perdu mon temps ni pour vous, ni pour votre famille.

La lutte antituberculeuse s'applique à l'individu et à la collectivité. Nous revenons une fois de plus sur les conseils d'hygiène individuelle.

La prophylaxie au domicile des malades.

Kuss donne les règles de prophylaxie antituberculeuse dans les familles. « Règles rationnelles, logiques, d'une valeur pratique considérable, sanctionnées par un grand nombre d'observations concordantes et prolongées ». Nous les reproduisons avec quelques modifications : 1° obliger les malades à ne jamais cracher ailleurs que dans un crachoir, quotidiennement vidé et désinfecté. Les tuberculeux, à lésions ouvertes, doivent être pourvus de crachoirs de chambre et de crachoirs de poche. On utilisera des solutions alcalines fluidifiantes pour les crachats épais. La stérilisation se fera par une ébullition d'un quart d'heure dans de l'eau carbonatée ou dans de l'eau de Javel, etc. Les mouchoir, s'ils sont tolérés pour des raisons spéciales, seront désinfectés avec la solution alcaline au formol avant d'être mis à la lessive. La solution de Kuss permet « d'obtenir en quinze à vingt « heures la désinfection réelle des crachats « tuberculeux projetés directement dans « cette solution ou des mouchoirs fortement « imbibés de crachats. Enfin, elle empêche la « putréfaction des crachats en été et enlève « leur mauvaise odeur aux crachats fétides.

« Voici quelle est sa composition :

« Savon noir.................... 8 gr.
« Carbonate de soude sec....... 4 —
« Formol (Solution commerciale à 35 %) 40 cc.
« Eau.......................... q.-s. p. 1 litre

« 1° Faire dissoudre à chaud le savon noir « dans une petite quantité d'eau (100 à 200 cc.), « étendre cette solution savonneuse avec de « l'eau froide et la verser ainsi dans le flacon « de manière à faire à peu près le volume « d'un demi-litre. Faire dissoudre, d'autre « part, le carbonate de soude dans 300 à « 400 cc. d'eau qu'on ajoute à la solution de « savon. Puis mesurer les 40 cc. de formol, « les ajouter à la solution savonneuse alcaline, « et agiter le mélange pour le rendre bien « homogène. Finalement, amener le volume « à un litre en versant de l'eau jusqu'à un « trait marqué d'avance et agiter une der- « nière fois. Conserver dans des flacons bien « bouchés (1). Les crachoirs incinérables en « carton seront brûlés et le récipient métal- « lique sera bouilli.

« 2° On devra habituer le malade à ne « jamais tousser sur le visage d'autres « personnes et à mettre quand il tousse un « mouchoir devant sa bouche. On doit ensei- « gnér la discipline de la toux et de l'expul- « tion ;

« 3° On assurera au tuberculeux, un lit et « une chambre pour lui seul. Les enfants « n'entreront dans sa chambre que le moins « possible et à des heures éloignées du net- « toyage ;

(1) *Bulletin Médical*, 12 février 1918. — Kuss : Ce que doivent savoir les infirmières visiteuses des tuberculeux.

« 4° On s'opposera à la mise en suspension « dans l'air de poussières sèches dans le « nettoyage du logement. La suppression des « rideaux de lits, tentures, tapis, est néces- « saire;

« 5° On cherchera à obtenir la réduction « au minimum de la formation des poussières « sèches bacillifères provenant du linge (sac « à linge) de la literie, des habits;

« 6° Le tuberculeux contagieux devra éviter « d'embrasser les enfants.

« 7° Le malade doit avoir ses objets per- « sonnels, couverts, etc.

« 8° Le linge de corps, les serviettes, isolés « dans un sac à linge, seront arrosés d'eau « de Javel avant d'être bouillis. »

Tous ces conseils s'appuient sur le principe essentiel de la stérilisation des gros foyers bacillaires. Il est possible que de petites infections immunisent dans une certaine mesure; aussi n'est-il pas nécessaire que ces mesures donnent des résultats rigoureusement absolus. On se propose d'éviter surtout la contagion intense et répétée. Ce but sera atteint par l'éducation au sanatorium, dans les dispensaires et dans les familles. Bien éduqué le malade devient aussi inoffensif qu'un homme bien portant.

Ces répétitions utiles, ces redites nécessaires se présentent peut-être comme des fautes de rédaction. Malgré les imperfections de cette monographie, elles sont voulues par l'auteur et ne constituent nullement des négligences passées inaperçues.

Le médecin s'épargnerait une grande perte de temps en utilisant des imprimés. Il ajouterait quelques précisions sur la cure d'air et d'endurcissement, sur la cure de repos et d'entraînement, sur la cure d'alimentation, bien que celle-ci soit variable avec chaque cas. L'entourage du malade enfin doit, pour se préserver, surveiller l'exécution des règles ci-dessus, éviter l'intempérance, les poussières, le surmenage, s'alimenter suffisamment et se soigner à la première alerte.

La lutte antituberculeuse dans l'après-guerre

Nous avons vu que, dans l'état actuel de la science, rien n'est plus préjudiciable au tuberculeux qu'un traitement exclusif. De même, ramener tout le programme antituberculeux soit à la déclaration obligatoire de la maladie, soit au dispensaire, soit à l'alcoolisme, etc., c'est faire œuvre complètement stérile. Nous dirons plus loin ce qu'ont fait les Américains. Ils ont abordé de face tous les problèmes posés par la tuberculose. Pour des raisons que nous ne voulons pas développer, il nous est difficile, en France, d'engager, à la même date, tous les moyens d'action. Mais nous pouvons dès maintenant adopter toutes les réalisations efficaces et possibles. Un peu plus tard, grâce à un large mouvement d'opinion, on obtiendra des élus du pays, au lieu de votes insuffisants et de pur gaspillage, les grandes décisions de salut public. Dans le numéro de juillet 1918 du *Concours Médical*, Noir déclare avec raison : « Nous devrons conquérir au besoin de haute lutte des institutions réellement démocratiques et créer une république véritable où l'on obligera *chacun à s'incliner devant l'intérêt général.* » Le rédacteur en chef du *Concours* vient de résumer, dans le numéro d'août, nos desiderata pour l'après-guerre : création de nombreux laboratoires de bactériologie et de radiologie; service d'assainissement réorganisé par des lois nouvelles ; hygiène de l'atelier, du magasin, du bureau ;

assistance du tuberculeux et de sa famille; désignation de maisons de villégiature, de centres spéciaux d'hospitalisation; stage dans les colonies agricoles; prophylaxie de l'enfance; hôpitaux marins, colonies scolaires, extension de l'œuvre Grancher, etc.

Un des buts de ce livre était précisément de mettre en valeur les solutions immédiates et pratiques dont quelques-unes sont déjà envisagées. (Voir page 183.)

Sur la proposition de M. Ambroise Rendu, le Conseil général de la Seine a émis le vœu, en cette année 1918, « que le tuberculeux qu'il soit civil ou militaire ne soit jamais livré à lui-même, abandonné à l'ignorance ou à l'incurie, mais que les sanatoria le recueillent, l'isolent, le soignent, le guérissent, que les tuberculeux ne soient envoyés à la campagne qu'autant qu'ils y trouveront les soins éclairés et les conditions d'hygiène que ne remplacent ni le soleil, ni le grand air des champs. » Nous retiendrons volontiers ce vœu qui résume la prophylaxie générale pour la période qui va suivre la cessation des hostilités. En juin 1918, M. Honnorat a déposé un rapport à la Chambre des députés qui tend à instituer des sanatoria publics et privés. Il constate dans ce rapport les progrès réalisés pendant la guerre et il insiste sur la nécessité de rendre ces progrès durables en établissant une liaison très étroite entre le sanatorium et le dispensaire. M. L. Bourgeois vient de dire au Sénat: « Il faut que l'organisation de guerre soit maintenue de façon permanente et définitive et que ce soit l'armature générale de la lutte antituberculeuse dans le pays tout entier pour toute la population civile ». MM. Brisac et Léon Bernard estiment aussi que l'heure est venue de profiter du mouvement général contre la tuberculose pour assurer l'avenir de cette œuvre de fortune et de guerre par sa transformation en œuvre définitive de paix. Mais le dispensaire restera le pivot de l'organisation antituberculeuse et voici comment le comprennent ces deux auteurs : « Le dispensaire, prévu par la loi du 15 avril 1916, par son service de médecins, de visiteurs et visiteuses, rassemble tous les renseignements fournis sur les malades par l'enquête médicale, familiale et sociale en même temps qu'il dépiste, appelle à lui, les malades qui n'y viennent pas spontanément. Il doit alors être à même de décider et d'exécuter, d'une part, les mesures prophylactiques qui ressortissent à chaque situation signalée; d'autre part, de décider et d'effectuer l'un des trois modes d'assistance : l'assistance à domicile, l'assistance au sanatorium, l'assistance à l'hôpital. »

L'assistance à domicile est le fait des services même du dispensaire. D'autre part, le dispensaire doit être en relation avec un sanatorium et un hôpital, de manière à pouvoir y diriger ses clients, « le sanatorium est rigoureusement réservé aux tuberculeux à lésions peu avancées et curables, dotés encore d'une valeur sociale, l'hôpital est destiné à des tuberculeux de catégorie plus variées ; malades en poussée évolutive, atteints d'accidents épisodiques ou passagers ou de localisations curables, telles que pleurésies ; malades, au contraire, entrant dans la phase ultime de leur affection, alités et fébricitants, enfin tuberculeux dont le diagnostic complexe réclame une hospitalisation temporaire. »

M. Léon Bernard a fait paraitre, dans la *Presse Médicale* du 18 juin 1917, la description d'un modèle d'organisation antituberculeuse départementale, il s'agit du département de la Loire. Ce département possède neuf dispensaires « répondant par leur organisation, leur outillage et leur fonctionnement au type Calmette; un dispensaire principal dans chaque chef-lieu d'arrondissement : Saint-Etienne, Montbrison et Roanne; les dispensaires secondaires à Firminy, Saint-Chamond, Rive-de-Gier, Feurs, Veauche, Saint-Godard. Sept autres sont à l'état de projet à Bourg-Argental, Verrines, Saint-Bonnet-le-Château, Chazelles-sur-Lyon, Noirétable, Charlieu. » En six mois, le dispensaire de Saint-Etienne a inscrit et assisté 521 tuberculeux. Saint-Godard est une formation de 300 lits. Une ferme, avec exploitation agricole, lui a été annexée ainsi qu'une école d'infirmières. Cette station sanitaire est destinée, dans l'avenir, à être le sanatorium civil pour hommes. « Un office social, dont le siège est à la préfecture, condense ces différents services en union étroite avec le Comité départemental d'assistance aux tuberculeux. » C'est ce caractère officiel de la campagne antituberculeuse qui consacre son succès. Le préfet, le Conseil général, les municipalités se sont intéressés fortement à une œuvre active. « Seule, cette collaboration des initiatives privées et des administrations publiques peut conduire à des organisations assurées de la vitalité et du rendement désirables. »

La ville de Paris doit également être divisée en douze circonscriptions; la banlieue en six circonscriptions. Chaque circonscription doit être pourvue d'un dispensaire type Calmette. A noter, toutefois, que le budget de la tuberculose de la ville de Paris est notoirement insuffisant. Notre capitale est en retard de quinze ans sur New-York.

En janvier 1919, M. Mourier a déposé un projet de loi de déclaration obligatoire de la tuberculose. L'Académie vient de mettre la question à l'ordre du jour. La déclaration existe déjà dans plusieurs pays. Mais, en France, elle soulève des objections que les Anglais et les Américains ont connues avant nous. Quelques médecins craignent de se heurter à l'égoïsme et à l'intérêt de leurs clients. Ils estiment que c'est violer inutilement le secret professionnel, car la désinfection dans les campagnes n'est jamais bien faite, elle est inopérante pour le tuberculeux, avant le décès, puisque les causes de contagion persistent. Dès lors à quoi bon se poser en ennemi de son client, signaler celui-ci à tous, lui faire perdre sa place peut-être avec des compensations purement illusoires.

Les partisans de la déclaration disent au contraire : « C'est la pierre de touche de l'immense édifice antituberculeux; c'est le commencement de la lutte pour les dispensaires et le sanatorium, pour l'hygiène de l'habitation, pour l'hygiène de l'usine, de l'atelier et de l'école, pour l'amélioration de la race contre la contamination, contre l'alcoolisme, contre la syphilis, contre l'intérêt et l'égoïsme. » (Dr Roux, de Campagne-les-Bains).

Nous n'avons pas de meilleur moyen de multiplier les ressources antituberculeuses et de réaliser rapidement les mesures d'hygiène individuelle.

Cantonnet nous a donné une longue liste d'arguments dont voici les principaux : « Cette réforme, ainsi que la preuve en a été faite à l'étranger, doit précéder (ou coïncider) avec la création des établissements divers dont elle entraîne le fonctionnement et non suivre cette création. Elle a donné à l'étranger, et notamment en Amérique, de tels résultats que le corps médical, autrefois fort hostile, ne voudrait plus actuellement renoncer à ses avantages. En Angleterre, les chiffres les plus récents démontrent que le corps médical accepte et applique très largement cette loi (annuellement trois fois plus de tuberculeux déclarés que de décès par tuberculose).

La déclaration ne viole nullement le secret professionnel si elle est faite par le médecin traitant à un médecin sanitaire (préfet départemental d'hygiène) nommé au concours et hautement qualifié scientifiquement et moralement. Le médecin traitant peut toujours accepter la responsabilité des mesures prophylactiques nécessaires, lorsqu'il ne juge pas indispensable de faire bénéficier son malade des rouages de l'assistance dont le dispensaire est le régulateur.

La déclaration doit entraîner l'assistance du tuberculeux nécessiteux au domicile, au sanatorium, à l'hôpital, à l'école de réadaptation à la vie rurale, etc., ainsi qu'une subvention aux familles des hospitalisés.

Les auteurs du projet ne s'illusionnent pas au point de croire que le vote de la loi rendra immédiatement la lutte antituberculeuse parfaite, mais tout le monde doit être d'accord avec eux pour protester contre la conservation de l'ancien état de chose qui interdit toute action réellement efficace. Personnellement, nous pensons que la déclaration entraînera surtout des avantages matériels pour les tuberculeux pauvres. On dispose, depuis la guerre, de dispensaires, sanatoriums, infirmières-visiteuses, etc. Des secours sont distribués, une loi d'assurances contre la tuberculose suivra la loi sur la déclaration obligatoire. Il y a là une œuvre d'assainissement en perspective et des plus intéressantes.

Nous ne pouvons nous étendre sur la réadaptation au travail, sur les hôpitaux spéciaux déjà créés, sur les projets de colonies agricoles, ou de la cité-colonie-agricole. Il y aurait là un complément bien utile d'organisation antituberculeuse.

Quoi qu'il en soit, le mouvement social antituberculeux est déclenché : il emportera les dernières résistances individuelles. Si les médecins veulent, avec leurs groupements professionnels et leurs syndicats, diriger le mouvement au lieu de le subir, ils doivent imposer silence à l'égoïsme individuel, au scepticisme combatif. En face d'un pareil danger pour la nation, on ne devrait plus entendre une seule voix discordante. Nombreux seront les tuberculeux qui se soigneront à domicile : les règles antituberculeuses sont les mêmes dans la famille, dans le sanatorium ou le dispensaire. Ce qu'il faut surtout c'est qu'elles soient appliquées.

Il serait criminel désormais de dire au malade éduqué, non sans peine, et de retour chez lui beaucoup trop tôt : « Vous avez bien fait de rentrer, le sanatorium, avec sa discipline militaire, c'est bon pour les allemands », ou encore : « Le crachoir, à quoi bon ? il y a des microbes partout et il y en aura toujours ». Les règles antibacillaires méritent d'être respectées comme les commandements religieux sont respectés par les fidèles. La moindre ironie, la moindre indifférence à leur endroit chargent notre conscience de la plus lourde responsabilité morale.

Nous voudrions pouvoir dire un mot maintenant de la question qui nous est chère, de la préservation des enfants. Mais, là encore, nous passerons rapidement. Il nous appartient à tous d'encourager les œuvres de préservation : colonies de vacances, envois d'enfants à la mer, à la montagne ou dans les champs. En tant que médecins, nous n'avons plus le droit d'hésiter, de manquer d'énergie quand l'indication se pose de séparer un enfant de ses parents tuberculeux. Remarquons que la famille, mieux instruite aujourd'hui de cette obligation impérieuse, ne nous pardonnerait pas notre faiblesse complaisante. Nous connaissons des exemples à ce sujet portant sur des confrères occupant le 1er rang dans le corps médical. Des cas de ce genre se voient maintenant chaque jour. Parmi les enfants, la moitié environ peut être considérée comme étant en immunité relative et peut subir un entrainement physique bien compris ; l'autre moitié a besoin de plus de ménagements. Tous, sans exception, doivent être éloignés des foyers contagieux. C'est bien là le principe de l'œuvre Grancher. Cette œuvre fut en quelque sorte, écrit notre ami Janicot, « le testament de phtisiologue et de philanthrope que le professeur Grancher eut la joie, avant de mourir, de voir en plein développement ». Dans tous les départements on recherche le « nid », pouvant recueillir les enfants sains, on recherche aussi les enfants en milieu de contagion pour les préserver de la tuberculose. Ce n'est pas sans quelque hostilité de la part des municipalités que furent organisés les premiers foyers. Aujourd'hui, l'œuvre Grancher s'est imposée partout. Elle prend des jeunes citadins voués à la tuberculose et elle en fait de solides paysans. C'est également dans les familles aisées de tuberculeux que ce grand exemple de l'œuvre Grancher mériterait d'être suivi.

Le président de l'Œuvre, le Dr Roux, de l'Institut Pasteur, a bien voulu citer, dans le *Journal* et dans le *Bulletin Médical*, quelques-unes de nos réflexions sur un foyer provincial. Nous aurions voulu pouvoir montrer ici les résultats obtenus jusqu'à ce jour. Nous n'avons pas reçu le rapport d'ensemble à temps, mais l'Œuvre nous adresse le rapport de 1917. Malgré la guerre, on a pu s'occuper de 495 enfants. Le bureau du Conseil d'administration comprend : M. le Dr Roux, président; Mme Grancher; MM. Bourgeois, Granjux, Janicot et Armand Delille.

CONCLUSION

Nous avons lu avant la guerre, dans un journal médical anglais, comment la ville de New-York avait organisé la lutte antituberculeuse(1)*. L'analyse de l'article anglais nous servira de conclusion :*

Les médecins ne prirent pas la tête du mouvement à New-York, comme à Edimbourg par exemple. Les autorités eurent à lutter contre la mauvaise volonté du personnel médical et contre le public. En 1894, il se pratiquait 511 examens bactériologiques; en 1909, 36.031. (On sait combien nos grandes villes françaises se désintéressaient de ces examens.) La propagande éducatrice s'est faite par les congrès, expositions, circulaires, vues stéréoscopiques l'été dans les jardins, lectures dans les églises et les écoles, notification et enregistrement de tous les cas de tuberculose. Désinfection des locaux, où sont morts les tuberculeux, sous la surveillance du bureau d'hygiène. Visite spéciale, par un médecin inspecteur, des personnes qui ne veulent pas se laisser soigner, des sortants d'hôpitaux. Les cliniques

(1) Il s'agit du journal "*The lancet*".

sont réparties en 30 districts. Les frais sont supportés moitié par la ville, moitié par sociétés privées. A chaque clinique sont attachés des infirmiers qui donnent, à domicile, conseils, soins, font des enquêtes nécessaires, apportent, s'il y a lieu, des vêtements et de la nourriture, conduisent les intéressés aux consultations, surveillent ou éloignent les enfants. **Grâce à cette organisation, la mortalité a rapidement diminué de 50 %!** *Aussi les Américains avaient-ils qualité pour stimuler les énergies latentes de notre pays. Et nous devons citer les docteurs Livingston Farrand, Garvin, Folkes, Miller, etc., etc.*

En évitant les demi-mesures et les fausses mesures qui épuisent l'argent sans profit, nous obtiendrons en France les mêmes résultats. Mais au point où nous en sommes, il faut se garder de repousser la collaboration des pouvoirs publics et de l'initiative privée. La loi autorise tout médecin, sous certaines réserves, à ouvrir un dispensaire antituberculeux. Là où le dispensaire s'impose et n'est pas créé par l'initiative privée, on est mal fondé à reprocher l'ingérence des pouvoirs publics; les principaux conflits entre l'administration et le corps médical seront causés par les dispensaires; en province, l'organisation médicale peut être calquée sur celle de l'assistance aux indigents. Est-il besoin d'ajouter que les bureaux des administrations s'illusionneraient profondément s'ils croyaient pouvoir mener à bien la campagne antituberculeuse, sans faire appel au corps médical tout entier et sans associer le plus grand nombre possible de praticiens à la partie la plus active de l'œuvre antituberculeuse. Notre pays aura montré assez de grandes qualités pendant cette guerre pour que nous n'acceptions plus de rester au dernier rang des nations civilisées dans la lutte contre la tuberculose. Personne n'a plus le droit de s'en désintéresser.

Nous venons de voir dans les trois principaux chapitres de cette étude rapide que :

Par un traitement précoce, il est bien plus facile aujourd'hui de dépister la tuberculose au moment où elle est parfaitement et complètement curable ;

Par un traitement rationnel, on peut guérir encore plus de 60 % des tuberculeux confirmés ;

Par une prophylaxie générale simplifiée et mieux comprise on peut et on doit dès aujourd'hui combattre avec succès la contagion.

Il faut continuer à vulgariser systématiquement les règles antibacillaires, favoriser le développement du sanatorium et du dispensaire désormais reliés entre eux et reliés avec le domicile des malades par un personnel spécial, obtenir enfin du Parlement, pour les mesures sociales, une action sincère, progressive et tenace.

Ce programme antituberculeux ne présente rien de subversif, ni rien d'irréalisable. Il semble pouvoir rallier sous un même drapeau les hommes de bonne foi et de bonne volonté.

BIBLIOGRAPHIE RÉCENTE

BARJON. — Traité de radiologie.

BEAUCHAMP. — La tuberculose aux armées. *Revision médico-chirurgicale de la 4e armée*, 21 juin 1917.

BEAUCHAMP. — Pleurites du sommet. *Revision médico-chirurgicale de la 4e armée*, 1er décembre 1916.

BRAILLON. — Tuberculose et gaz asphyxiants, *Paris Médical*, 5 janvier 1918.

BRISAC et LÉON BERNARD. — Les établissements antituberculeux d'après-guerre, 1 broch.

Bulletin du Comité d'assistance aux anciens militaires tuberculeux.

BERNARD (LÉON). - Note sur les mesures prises dans le camp retranché de Paris pour le dépistage, l'isolement et l'élimination des tuberculeux de l'armée — en collaboration avec SIEUR. — *Ac. de méd.*, 11 juillet 1916.

BERNARD (LÉON). — Rapport sur la construction dans les hôpitaux de l'Assistance publique de baraquements destinés aux réformés n° 2. *Revue d'hygiène et de police sanitaire*, mai 1916.

BERNARD (LÉON). — Un modèle d'organisation antituberculeuse départementale. *Presse Médicale*, 15 juin 1917.

BERNARD (LÉON). — Fièvre typhoïde et tuberculeuse. *Paris Médical*, 1916.

BERNARD (LÉON). — Traumatismes de guerre et tuberculose pulmonaire. *Soc. médicale des Hôpitaux de Paris*, 18 mai 1917.

BEZANÇON. — Diminution du murmure vésiculaire du sommet droit. *Soc. des Hôpitaux*, décembre 1917 et février 1908.

BEZANÇON et DE JONG. — Traité de l'examen des crachats.

BEZANÇON et DE SERBOUME. — Les poussées évolutives.

BEZANÇON et PHILIBERT. — Accoutumance et hypersensibilité.

BOURREILLE. — Étude chimique du sérum de Vallée, 1913.

CANTONNET. — Hygiène et Lutte antituberculeuses.

CHAUVET. — Séméiologie de la fosse sus-épineuse. *Presse Médicale*, 11 novembre 1908.

CHAUSSÉ. — Les contagions de la tuberculose par les crachats desséchés et les moyens de les éviter. (Thèse de Paris, 1916).

DUBALLEN. — Technique pour l'évacuation des épanchements pleuraux. *Bulletin Méd.*, 7 janvier 1914.

DUMAREST. — Sur le diagnostic bactériologique de la tuberculose pulmonaire. *Presse Médicale,* 6 juin 1918.

DUMAREST. — La réforme des tuberculeux. *Bulletin Médical,* 6 avril 1918.

FAISANS. — Maladies des organes respiratoires. *Encyclopédie Léauté.*

FOLLET. — Les blessés de la tuberculose. 1 br., 1916.

GIMBERT. — Les bronchites suspectes chez les soldats du front. 1 br. ill.

GRASSET. — La lutte contre la tuberculose pendant et après la guerre. *Revue ou méd. chir.*, 16e reg., 29 juillet et 12 août 1916.

HIRTZ. — Indice respiratoire. *Journal des praticiens,* 28 janvier 1911.

HIRTZ, RIST. RIBADEAU-DUMAS, TUFFIER ET KUSS. — Thérapeutique des maladies respiratoires.

HYVERT. — Valeur en clientèle des traitements nouveaux de la tuberculose pulmonaire, 1 br., 1913.

HYVERT. — Note sur la tuberculose. *J. de médecine de Paris,* 1913.

HYVERT. — Traitements nouveaux en clientèle, 1 vol. cart., 6e édit.

HYVERT. — Conférences d'hygiène, 1 vol.

JOUSSET. — Sérothérapie antituberculeuse. *Journal médical,* décembre 1918.

LABRO. — Étude de la zone d'alarme. (Thèse de Paris, 1915).

LEREBOULLET. — La tuberculose et la guerre. *Paris Médical,* 1917.

LAUBRY et MARRE. — L'aptitude au service militaire des tuberculeux pleuro-pulmonaires. *Paris Médical,* 1917.

LETULLE. — La tuberculose pleuro-pulmonaire, 1916.

KINDBERG (LÉON) et DELHERM. — Sur le triage des tuberculeux aux armées. *Presse médicale,* 9 novembre 1917.

Note — HYVERT. — Articles sur : l'Adénopathie trachéo-bronchique; 2e Tuberculoses mixtes; 3e Notes sur la tuberculose dans l'armée. Les enseignements d'un hôpital sanitaire et d'un service de Triage

LEMOINE. — Auscultation du sommet. *Presse médicale*, 7 février 1907.

LOEPER et CODET (H.). — Réaction myotonique du trapèze dans la tuberculose pulmonaire. *Presse médicale*, 11 août 1917.

MERKLEN. — Tuberculose incipiente. *Paris méd.*, 5 janvier 1918.

NOIR. — Série d'articles dans le *Concours Médical*, 1918.

PIERRY. — La pleurite tuberculeuse à répétition. *Presse méd.*, 21 décembre 1916.

PIERRY. — La tuberculose pulmonaire, 1910.

PISSAVY et SÉRANE. — Etude sur la valeur des modifications de la sonorité et de l'intensité du murmure vésiculaire au sommet du poumon pour le diagnostic de la tuberculose. *Soc. méd. des Hôpitaux de Paris*, 30 mars 1917. — RAPPIN : Vaccination antituberculeuse, *Académie des Sciences*, 5 mars 1917.

RICHET fils. — La tuberculose pulmonaire évolutive, dite fermée, existe-t-elle ? *Paris méd.*, 6 septembre 1917.

RIST. — Le diagnostic différentiel de la tuberculose pulmonaire et les affections chroniques des fosses nasales. *Presse 1916*, n° 41.

RIST. — Les principes du diagnostic rationnel de la tuberculose. *Presse médicale*, 13 juin 1916, n° 39.

RIST. — Percussion thoracique et résistance au doigt. *Presse méd.*, 16 décembre 1911.

SABOURIN. — A propos de la zone d'alarme chez les tuberculeux du poumon. *J. des Praticiens*, 1917.

SABOURIN. — Les plaques ronflantes acromiales ; leur rôle possible dans le processus d'immunisation. *J. des Praticiens*, février 1916.

RIST. — Traitement ambulatoire de quelques hémoptysies chez les tuberculeux. *J. des Praticiens*, 1916.

RIST. — Synthèse clinique des interlobites chez les tuberculeux. *Presse méd.*, 19 février 1916.

ROUX (de Campagne-les-Bains). — Nombreux articles dans le journal *Vers l'Avenir*.

SHALI. — Le traitement de la tuberculose par la tuberculine, 1912.

SERGENT. — Les étapes du diagnostic pratique de la tuberculose pulmonaire. *Monde médical*, novembre 1917.

SERGENT. — Technique clinique et séméiologie élémentaire.

SERGENT. — Les suspects de tuberculose. *Paris méd.*, avril 1917.

SERGENT. — Les signes de la pleurite du sommet. *Presse médicale,* avril 1916.

SERGENT. — A propos du triage des tuberculeux aux armées. *Presse méd.*, 3 janvier 1918.

SERGENT. — Tendance de l'esprit médical actuel à étendre exagérément le domaine de la tuberculose. *Monde méd.*, 15 janvier 1914.

SERGENT. — Tuberculose pulmonaire chronique, *Journal médical*, décembre 1918.

SIEUR. — Altération du murmure vésiculaire du sommet chez les sujets atteints d'obstruction nasale.

VALLÉE. — De l'immunité dans la tuberculose et de la vaccination tuberculeuse des bovidés *Bulletin de l'Institut Pasteur,* 15 et 28 février 1915.

ERRATUM

Tuberculose ganglionnaire. — *Lire :* 30 à 60 gouttes, *au lieu de* 3 à 6 gouttes par jour.

Note oubliée. — On a vu que le traitement incontestablement le plus actif pour fortifier le terrain pouvait se résumer en quelques mots: cure diététo-hygiénique, recalcification, adrénaline et, s'il y a lieu opothérapie. Chez tous les *hypotendus*, il est indispensable de prescrire de l'adrénaline pour faciliter l'assimilation plus complète des phosphates.

TABLE DES MATIÈRES

Pages.

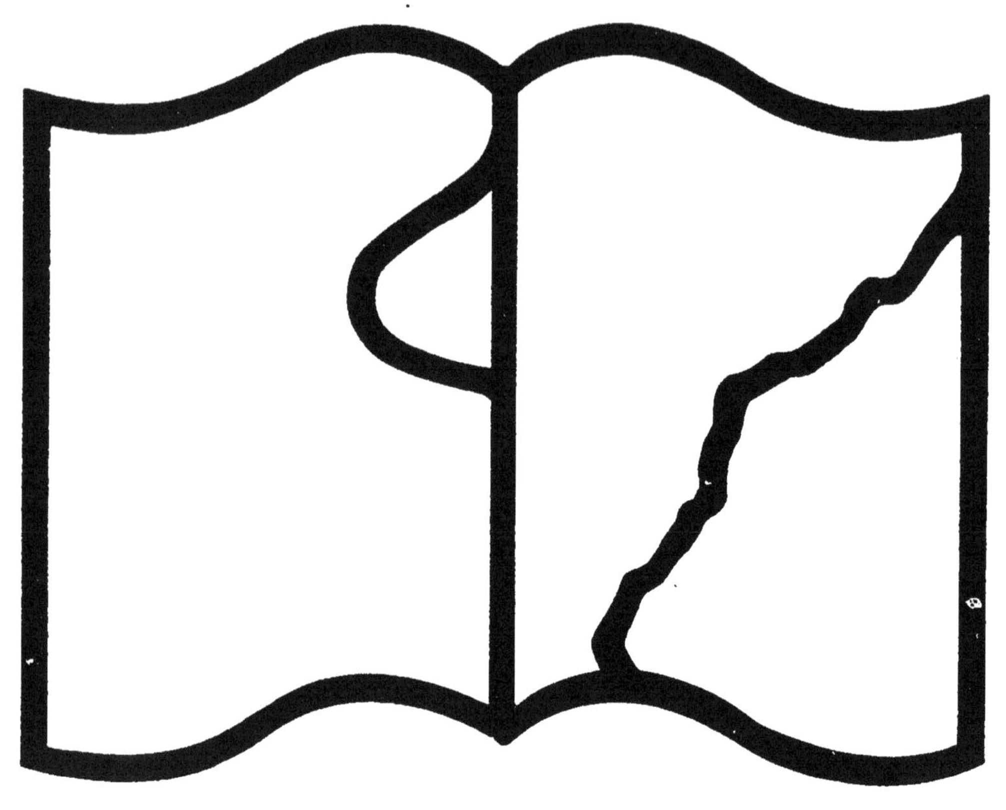

Texte détérioré — reliure défectueuse

NF Z 43-120-11

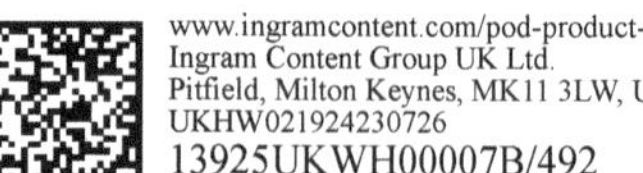
www.ingramcontent.com/pod-product-compliance
Ingram Content Group UK Ltd.
Pitfield, Milton Keynes, MK11 3LW, UK
UKHW021924230726
13925UKWH00007B/492